Liesel Malm | Margret Möbus

Antibiotische Heilpflanzen

Über 50 Pflanzen & ihre Wirkung

Bassermann

ISBN 978-3-8094-3954-7

4. Auflage 2021

Projektleitung dieser Ausgabe: Dr. Sarah Rafajlovic
Gesamtproducing: JUNG MEDIENPARTNER GmbH, Limburg/Lahn
Lektorat und Recherchen: J. B. Jung, Limburg/Lahn
Umschlaggestaltung: Atelier Versen, Bad Aibling

Penguin Random House Verlagsgruppe FSC® N001967

FSC
www.fsc.org
MIX
Papier aus verantwortungsvollen Quellen
FSC® C021956

Druck und Bindung: Alcione, Trento

Printed in Italy

Inhaltsverzeichnis

Vorwort

Dass die Menschen schon seit vielen tausend Jahren Heilpflanzen aller Art benutzen, ist allgemein bekannt und unbestritten. Selbst unsere tierischen Vorfahren nutzten schon vor Millionen Jahren die Heilwirkung der Pflanzen. Die Menschenaffen in den Urwäldern wissen genau, welche Pflanzen sie gut vertragen, wie sie wirken und wieviel sie davon fressen dürfen. Sie wissen auch, welche Pflanzen sie fressen müssen, wenn es ihnen schlecht geht. Das geschieht nicht instinktiv, sondern ist von den Eltern erlerntes und über viele Generationen weitergegebenes Wissen. Auch wir Menschen und unsere frühen Vorfahren haben gelernt, die Wirkungen von Pflanzen zu verstehen und zu nutzen. Dieses Wissen wurde über Jahrtausende von Generation zu Generation weitergegeben und später dann auch aufgeschrieben. Im 19. Jahrhundert begann dann der Siegeszug der pharmazeutischen Industrie, die aus Steinkohleöl Farben herstellte und aus diesen dann auch chemische Medikamente entwickelte. Riesige pharmazeutische Fabriken entstanden. Sie forschten, entwickelten und produzierten immer mehr hochwirksame Medikamente, die vielen Menschen das Leben retteten. Die Menschen nutzten seither überwiegend die chemisch-synthetische Medizin aus der Apotheke und vergaßen, was sie noch von ihren Eltern und Großeltern über natürliche Heilmittel und Pflanzen gelernt hatten. Dazu kommt, dass heute viel mehr Menschen als früher in großen Städten leben und oftmals den Bezug und die Nähe zur Natur verloren haben. Viele Stadtmenschen können kaum mehr ein Gänseblümchen von einem Veilchen unterscheiden.

Nun zeigt es sich aber, dass auch die chemisch-pharmazeutische Medizin an ihre Grenzen stößt und die künstlichen Antibiotika gegen viele Bakterien, Viren und Pilze nicht mehr helfen, da die Erreger den chemischen Bauplan dieser antibiotischen Mittel durchschaut haben und ihre Resistenzen dagegen aufgebaut oder selbst genetische Mutationen gebildet haben, die die Medizin noch nicht kennt. Diese Auswirkungen zeigen sich zunehmend vor allem in Krankenhäusern, wo die Ärzte oft ratlos vor den Patienten stehen.

Die Ursache dafür ist oft die Tatsache, dass in der jüngeren Vergangenheit von der klassischen Schulmedizin viel zu oft Antibiotika schon bei geringsten Anlässen eingesetzt wurden, und dass auch in der Landwirtschaft bei der Massenzucht von Schlachtvieh mit erheblichen Mengen von künstlichen Antibiotika gearbeitet wird. Diese gelangen alle über die Nahrung in reduzierten Mengen in unseren Körper, sodass sich die Krankheitserreger in aller Ruhe auf diese künstlichen Antibiotika einstellen und Gegenmaßnahmen ergreifen können.

Doch die Natur weiß Rat. In unseren Pflanzen sind wahrscheinlich Millionen verschiedenster Pflanzenstoffe enthalten, die die Pflanzen selbst über viele Millionen Jahre ihrer Entwicklung hinweg zum Selbstschutz vor Krankheitserregern, Pilzen und Fressfeinden entwickelt haben. Dass dies so ist, wissen die Menschen schon seit vielen Tausend Jahren. Man weiß auch schon lange, welche Pflanzen gegen welche Krankheiten wirken, aber man wusste bisher meist nicht warum.

Die moderne Wissenschaft hat erst vor rund 20 Jahren begonnen die antibiotische Wirkung der Pflanzenstoffe gegen Bakterien und andere Krankheitserreger gezielt zu erforschen. Diese Forschungen stehen angesichts der Vielzahl von Pflanzen und sekundären Pflanzenstoffen noch ziemlich am Anfang. Viele Dinge kann man zwar vermuten, aber noch nicht wissenschaftlich beweisen.

In diesem Buch haben wir, wo immer möglich, die bekannten und analysierten Inhaltsstoffe mit ihrem deutschen oder lateinischen Namen benannt. Nicht um Sie zu verwirren, sondern damit Sie im Gespräch mit Ihrem Arzt diese benennen können und er sich ein erstes Bild machen kann, falls er die Wirkstoffe der Pflanzen nicht schon kennt. Einen Überblick über die Inhaltsstoffe der Pflanzen und ihre Wirkung erhalten Sie in der Einleitung.

Wir, die beiden Autorinnen, sind keine ausgebildeten Pharmakologinnen. Wir haben uns aber, als Mutter und Tochter, das Wissen unserer Vorfahren bewahrt, im Laufe unseres Lebens vieles dazu gelernt und auch Informationen von Fachleuten eingeholt. Viele Dinge, die in diesem Buch beschrieben werden, sind wissenschaftlich noch nicht genau nachweisbar und erklärbar, aber wir haben unser ganzes Wissen, die Erfahrungen unserer Vorfahren und unsere eigenen Erfahrungen hier eingebracht.

Die in diesem Buch genannten natürlichen Antibiotika sind sicher nicht alle, die es auf der Welt gibt. Man vermutet, dass es Hunderte antibiotisch wirkender Heilpflanzen gibt, die zu einem Großteil noch gar nicht entdeckt wurden. Wir haben hier die uns bekannten pflanzlichen Antibiotika mit allen, nicht nur mit den antibiotischen, Heilwirkungen beschrieben.

Wo immer möglich, haben wir auch Hinweise auf seriöse medizinische Studien und Testreihen gegeben. Wir können aber nicht ausschließen, dass auch einige unserer Erfahrungswerte und Ratschläge im Laufe der Zeit durch die Wissenschaft widerlegt werden. Wir haben uns aber sehr bemüht, nur auf aktuelle seriöse Informationen und Quellen zurückzugreifen, um unsere eigenen Erfahrungen und unser Wissen zu untermauern.

Falls Sie unsicher sind, ob unsere Empfehlungen für Sie geeignet sind, so sollten Sie unbedingt einen Arzt oder Apotheker zu Rate ziehen. Die meisten der beschriebenen Pflanzen enthalten starke Wirkstoffe, die bei falscher Anwendung lebensgefährlich sein können.

Wir wünschen Ihnen viel Freude beim Studium dieses Buches und hoffen, dass wir Ihnen und Ihrer Gesundheit damit helfen können.

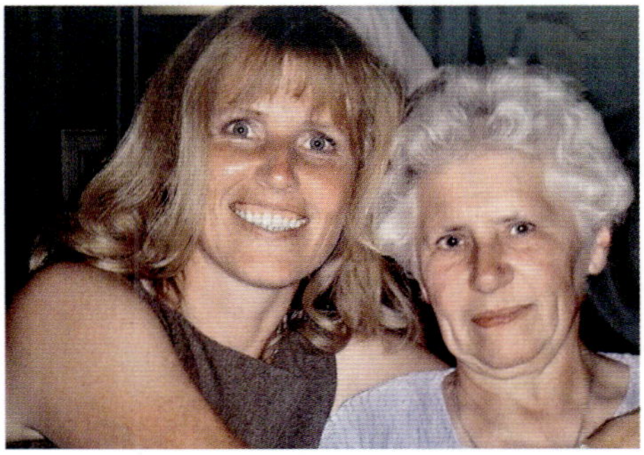

Ihre Margret Möbus und Liesel Malm

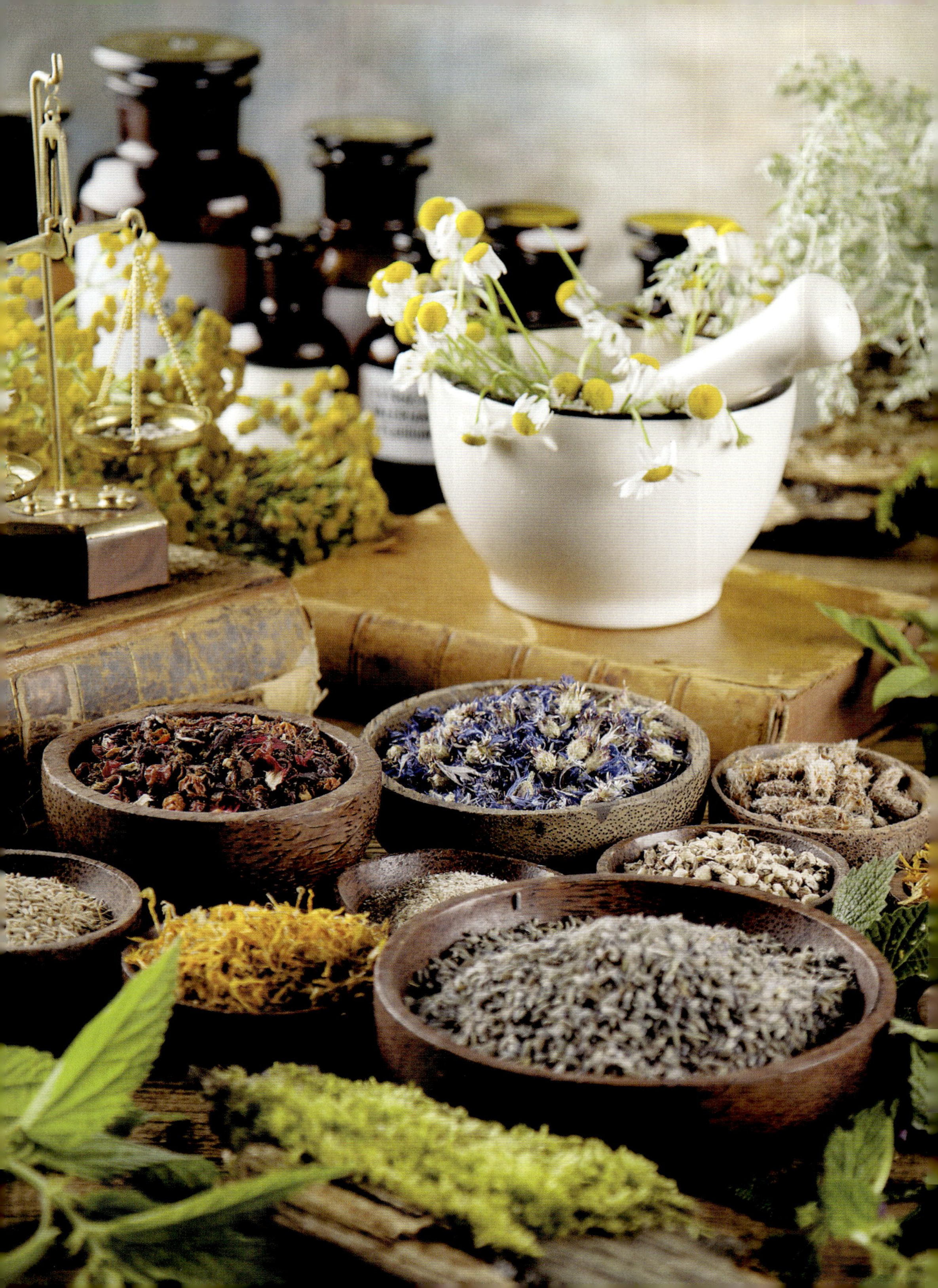

Einleitung

Schon seit Jahrtausenden werden antibiotisch wirksame Arzneipflanzen in allen Kulturen der Welt mit Erfolg eingesetzt. Vom alten Ägypten über das Mittelalter bis ins 19. Jahrhundert bedienten sich Mediziner fast ausschließlich der Natur. Bereits im Grab eines Neandertalers, das vor ca. 40.000 Jahren angelegt wurde, fanden sich Beigaben, die nach Pollenuntersuchungen sieben Heilpflanzen zuzuordnen sind. Die umfangreichste Arzneimittellehre des Altertums ist die in fünf Büchern zusammengefasste „De materia medica" des römischen Arztes Dioskurides (1. Jh. n. Chr.). Darin werden bereits 813 pflanzliche Arzneimittel beschrieben. Das Werk erschien um das Jahr 80 n. Chr. und diente über Jahrhunderte vielen Ärzten und Heilkundigen in der ganzen Welt.

Im Mittelalter brachten die Mönche, vor allem die Benediktiner, zahlreiche Heilpflanzen nach Mitteleuropa und kultivierten und studierten sie dort in den Klostergärten.

1910 entdeckte Paul Ehrlich das erste natürliche Antibiotika gegen Syphilis und 1928 wurde dann auch das Penicillin als Breitband-Antibiotika durch Alexander Fleming aus Schimmelpilzen gewonnen. In der Folge entwickelte sich die pharmazeutische Industrie und erforschete die Pflanzen-Inhaltsstoffe sowie deren Wirkung auf Keime und Viren, um synthetische Antibiotika zu erzeugen. Das Wissen von Kräuterkundigen wurde nicht mehr benötigt. Vom Arzt oder aus der Apotheke bekommt man alles, was man benötigt – dachte man.

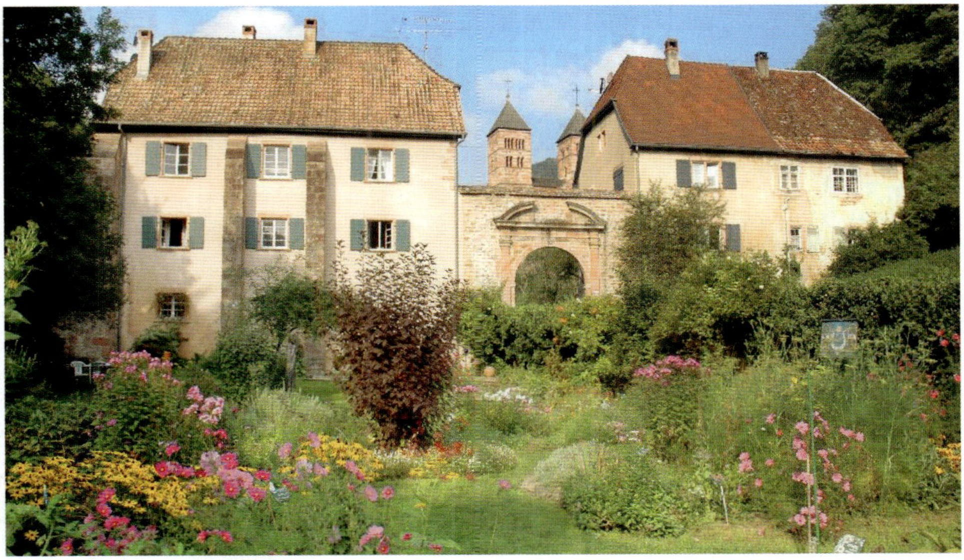

Klostergarten der Abtei Murbach im Elsass

Dass die Entdeckung von Antibiotika, wie dem Penicillin, zu den bedeutendsten medizinischen Fortschritten des 20. Jahrhunderts gehört, ist heute unbestritten. Allerdings wird die Wirksamkeit der Medikamente bei bakterienbedingten Erkrankungen von zahlreichen Nebenwirkungen begleitet. Denn das künstliche Antibiotika aus der Pharmazie bekämpft in der Regel zuverlässig *alle* Erreger im menschlichen Körper. Es unterscheidet aber nicht zwischen krankmachenden und nützlichen Bakterien.

Viele Ärzte verabreichen ihren Patienten schon bei leichten Beschwerden ein Antibiotikum. Schon bei kleineren Eingriffen, wie z.B. bei einer ambulanten Entfernung eines Furunkels oder einer Zahnextraktion, werden diese verabreicht. Die Patienten haben oft über viele Monate danach noch heftige Verdauungsprobleme. Denn besonders im Darm sind die guten Bakterien ganz natürlich und für die Verdauung sehr wichtig, aber diese werden von den künstlichen Antibiotika auch zerstört. Zu den häufigsten Nebenwirkungen bei künstlichen Antibiotika gehören daher Störungen im Magen-Darm-Trakt, die weitreichende Folgen haben können.

Die unkontrollierte Einnahme von Antibiotika über die Ernährung

Aber auch über die Ernährung mit Fleisch, Fisch, Eiern und Milchprodukten nimmt man in der Regel kleinere Mengen von verschiedensten Antibiotika auf. Da grundsätzlich alle Zuchttiere in Massenhaltung mit chemisch erzeugten Antibiotika behandelt werden müssen, um den Ausbruch von Seuchen zu verhindern, ist dies unvermeidlich. Kleinere Mengen künstlicher Antibiotika sind also immer im Fleisch von Tieren aus Massentierhaltung und daraus hergestellten Produkten die wir verzehren enthalten. Mit den Restmengen von Antibiotika in unserem Körper machen wir die Krankheitserreger und Viren resistent, sodass im nächsten Krankheitsfall die Antibiotika nicht mehr wirken. Dies kann besonders bei Kindern lebensgefährlich werden.

Resistente Bakterien und Viren

Bakterien reproduzieren sich schneller, als die medizinische Forschung darauf reagieren kann, und pharmazeutische Antibiotika sind immer weniger in der Lage, sie zu stoppen. Es sind hartnäckige Überlebenskünstler. Sie überlisten die moderne Medizin und mutieren zu übermächtigen Krankheitserregern, die antibiotikaresistent sind.

Doch gegen medizinische Heilkräuter und deren Inhaltsstoffe sind Bakterien meist nicht resistent. Die Pflanzen haben im Laufe der Evolution seit rund 700 Millionen Jahren Abwehrstoffe zum Selbstschutz entwickelt, gegen die auch die Bakterien kaum eine Chance haben. Viele dieser Stoffe können auch uns Menschen helfen. Allerdings ist zu beachten, dass diese Abwehrstoffe oft nicht in ausreichender Konzentration in den Pflanzen vorhanden sind, um auch den menschlichen Organismus schützen zu können. Das bedeutet, dass wir im Einzelfall auf konzentrierte Pflanzenextrakte zurückgreifen müssen.

Es ist also kein Wunder, dass immer mehr Menschen auf alternative, natürliche Antibiotika setzen, die weitestgehend ohne negative Nebenwirkungen Bakterien, Pilze und Viren bekämpfen und keine Resistenzen bilden. Auch in der Ärzteschaft hat ein Umdenken begonnen. Weltweit erforschen Mediziner und Biologen die Inhaltsstoffe und Wirkung von Pflanzen und Kräutern.

Die Natur bietet mit ihren pflanzlichen Antibiotika oftmals die besseren und wirkungsvolleren Mittel, die man ganz gezielt einsetzen kann und die den Körper nicht belasten. Viele Heilkräuter, Wildfrüchte und ursprüngliches Naturgemüse sind gegen Bakterien, Viren und Pilze wirksamer als synthetische Arzneimittel aus der künstlichen Herstellung.

Die pflanzlichen Antibiotika schonen die guten Bakterien und unsere Abwehrkräfte. Die moderne Naturheilkunde kennt die Inhaltsstoffe der verschiedenen Pflanzen und lehrt uns, die schon unseren Vorfahren bekannten Heilkräuter und deren Wirkstoffe gezielt und in verschiedenen Kombinationen einzusetzen. In der ganzen Welt werden die Naturheilpflanzen auch an Universitäten erforscht und in klinischen Studien die Wirkung analysiert. Viele Pflanzenwirkstoffe haben aber zusätzliche positive Auswirkungen auf den menschlichen Organismus. Sie senken den Blutzucker- und Cholesterinspiegel, schützen vor Arteriosklerose, Diabetes, Herzinfarkt, Schlaganfall und wirken sogar wachstumshemmend und zelltötend auf verschiedene Krebsarten und Tumorzellen.

Natürliche Antibiotika können dauerhaft und vorbeugend eingesetzt werden, ohne ihre Wirkung zu verlieren.

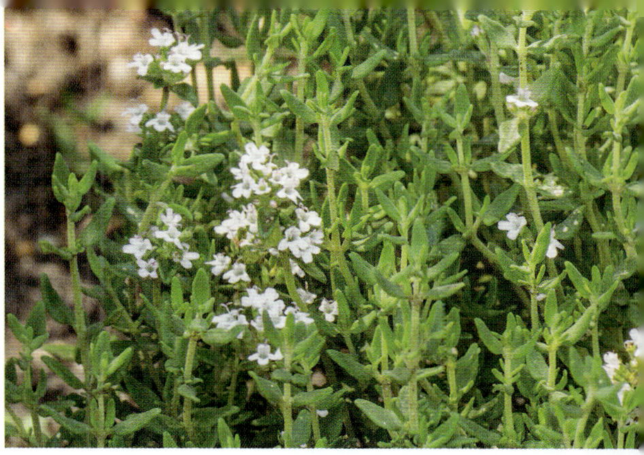

Thymian

Die Geheimwaffen der Natur

Pflanzen mit antibiotischer Wirkung sind die Geheimwaffen im Überlebenskampf der Natur. Die antibiotisch wirksamen Substanzen werden aus Pflanzen gewonnen, die sich selbst mit diesen Stoffen gegen Bakterien, Viren und Pilze schützen. Nach jüngsten Schätzungen von Naturforschern gibt es weltweit Tausende von antibiotisch wirksamen Pflanzen. Allein im unberührten Urwald im Amazonasgebiet vermutet man Hunderte von Pflanzen, deren Heilkraft und Wirkung noch nicht erforscht ist.

Die Naturmedizin wendet antibiotisch wirksame Arzneipflanzen vor allem bei Atemwegs- und Harnwegsinfekten, Magen-Darm-Beschwerden, Haut- und Pilzerkrankungen sowie zur Steigerung der Immunabwehr an. Bei Atemwegs- und Harnwegsinfektionen wirken z.B. die Senföle aus Kapuzinerkresse und Meerrettich, Petersilie, Thymian, Ingwer, Salbei und Basilikum besonders gut.

Oft ist es die Kombination von verschiedenen Pflanzen und deren Inhaltsstoffen, die eine Heilung bringt.

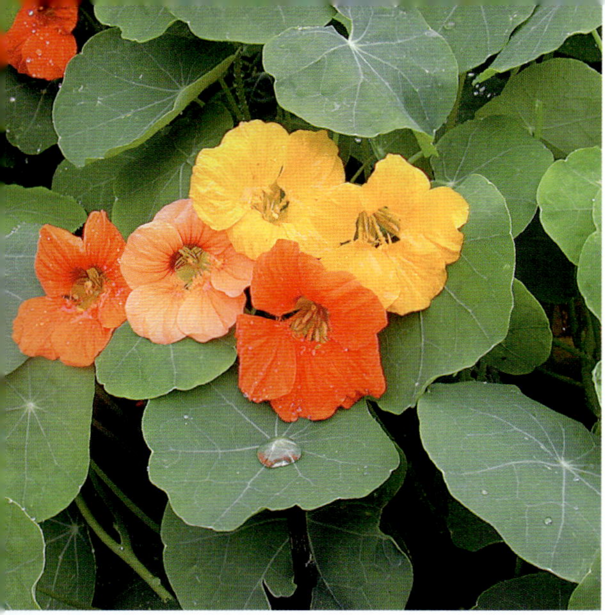

Kapuzinerkresse

Die Forschung ist seit langem bemüht, die Inhaltsstoffe zu identifizieren, auf denen die spezielle Wirkung der jeweiligen Heilpflanze beruht. Dies ist in vielen Fällen nicht ohne Weiteres möglich, da das Wirkspektrum der antibiotisch wirksamen Arzneipflanzen oft auf einer Kombination verschiedener Inhaltsstoffe beruht. Z.B. wurden bis heute rund 160 verschiedene Inhaltsstoffe der Aloe vera identifiziert, die zusammen ein wirksames Heilmittel für den ganzen Körper bilden.

Die Feinde unserer Gesundheit

BAKTERIEN, VIREN UND PILZE

Die Feinde unserer Gesundheit sind vor allem schädliche Bakterien, Viren und schädliche Pilze. Davon gibt es ein riesiges Heer und es kommen immer wieder neue Mutationen dazu, sodass der Kampf gegen diese ein immerwährender bleiben dürfte. Diese Krankheitserreger werden üblicherweise mit verschiedensten Antibiotika, also mit synthetischen, aber auch mit natürlichen, bekämpft.

FREIE RADIKALE

Weitere sehr ernstzunehmende Feinde sind die sogenannten „freien Radikalen“. Dies sind Teile von Molekülen. Freie, also ungebundene Radikale, versetzen durch ihre abnormale Struktur unser Immunsystem in Verwirrung und können das Gewebe zerstören, indem sie eine Kettenreaktion auslösen. In der Kettenreaktion kann sich ein freies Radikal mit dem Teil eines bestehenden Moleküls zu einem neuen Molekül verbinden. Wird der neue Reaktionspartner ebenfalls als freies Radikal freigesetzt, so kann er eine Kettenreaktion verursachen. In dieser verschwinden dann die funktionierenden gesunden Moleküle und es entstehen unerwünschte dysfunktionelle Moleküle. Betreffen diese molekularen Veränderungen auch unsere DNA (den genetischen Erbcode in unseren Zellkernen), so entstehen Lesefehler bei der Erkennung des Erbcodes, die zu degenerativen Erkrankungen und Krebs führen können (siehe auch Exkurs: Was ist die DNA?, Seite 11).

Freie Radikale entstehen in unserem Körper durch Überlastung der Verbrennungsprozesse in den Mitochondrien (kleinste Zellkörper, die für die Energieproduktion zuständig sind) oder durch physikalische oder chemische Einflüsse von außen, z.B. durch erhöhte UV-Strahlung oder radioaktive Strahlung. Freie Radikale können in den Körper gelangen, indem einer der obigen Einflüsse von außen die Moleküle des Körpers in freie Radikale zerteilt. Auch durch das Essen, Trinken oder Einatmen von Umweltgiften oder Zigarettenrauch können freie Radikale in den Körper gelangen. Krankheiten wie Arterienverkalkung, Rheuma, Alzheimer oder Krebs werden wahrscheinlich durch aggressive freie Radikale mitverursacht. Antioxidantien, wie z.B. Glutathion und Ascorbat schützen gegen freie Radikale im Körper, da diese freie Radikale dauerhaft binden.

EXKURS

WAS IST DIE DNA?

Die DNA ist die gesamte Erbinformation lebender Zellen und Organismen. Sie ist in jeder einzelnen unserer Körperzellen enthalten und hat alle genetischen Erbinformationen jedes einzelnen Lebewesens in sich gespeichert. Die Erbinformationen sind im Zellkern in jeder unserer Körperzellen gleich und vollständig enthalten und steuern in jeder einzelnen Zelle eines Lebewesens die biologischen Vorgänge wie z.B. den Stoffwechsel und die Zellteilung. Die DNA speichert also enorme Mengen an Informationen und wird über Generationen hinweg weitergegeben. Die DNA kann sich aber im Laufe eines Lebens durch Erfahrungen des Individuums und durch äußere Einflüsse auch verändern. Lebewesen, die in der Lage sind, schnell auf Veränderungen zu reagieren und ihre DNA anzupassen, haben größere Chancen, angepasste DNA-Informationen bei der Fortpflanzung an die nachkommende Generation weiterzugeben. Dadurch wird der Bestand einer Art gesichert.

Die Inhaltsstoffe der Heilpflanzen

Die Wirkung der Heilpflanzen hängt von den Inhaltsstoffen, die in der jeweiligen Pflanze enthalten sind, ab. Die Art der Inhaltsstoffe ist entscheidend, gegen welche Krankheiten oder Leiden ein Kraut eingesetzt wird.

Pflanzen bilden die vielfältigsten Inhaltsstoffe, die sie selbst entweder für ihre Fortpflanzung und Verbreitung oder zu ihrer Verteidigung und Schutz benötigen. In der Botanik heißen diese **„sekundäre Pflanzenstoffe“**. Diese Stoffe bilden die Pflanzen nur, um sich selbst vor Krankheiten und Fressfeinden zu schützen und zu heilen. Viele Inhaltsstoffe sind auch giftig. In der Naturheilkunde sind vor allem die Pflanzenstoffe für uns interessant, die zum Schutz vor Bakterien, Pilzen oder Viren gebildet werden. Viele dieser Pflanzenstoffe sind in starken Konzentrationen auch für den Menschen giftig, sodass die richtige Dosierung darüber entscheidet, ob ein Stoff hilft oder schadet. Daher ist unbedingt zu beachten: **„Niemals ohne fachkundige Anleitung Heilpflanzen im Selbstversuch anwenden!“**

ÄTHERISCHE ÖLE

Als ätherische Öle bezeichnet man Inhaltsstoffe, die einen für bestimmte Pflanze typischen Geruch ausströmen. Viele Kräuter enthalten ätherische Öle, die man schon am Geruch erkennt. Z.B. Pfefferminze, Kamille, Dill, Thymian, Rosmarin usw. Die folgende Tabelle benennt die Stoffe, deren Verwendung und die dazugehörigen Pflanzen.

ÄTHERISCHE ÖLE UND DEREN MEDIZINISCHE VERWENDUNG

Stoff	Verwendung	Vorkommen
Campher	Rheuma, Erkältungen, Desinfektion, Knochen- und Gelenksbeschwerden	Kampferlorbeer, Rosmarin, Salbei
1,8-Cineol	bei Atemwegserkrankungen	Basilikum, Lorbeer, Salbei, Thymian
Citral	Duft- und Aromastoff	Zitronenverbene, Zitronenmelisse
Limonen	tumorhemmend, antikanzerogen	Dill, Koriander, Kümmel, Orangen, Zitronen
Menthol	Erkältung, Migräne	Ackerminze, Pfefferminze
Taraxasterol	gegen Schwellungen	Löwenzahn, Bocksbart

(Quelle: Torsten Purle, Berlin)

GERBSTOFFE

Fast in allen Heilpflanzen und Kräutern sind Gerbstoffe enthalten. Die besondere Wirkung dieser ist, dass sich ein Gerbstoff mit einem körpereigenen Eiweiß verbindet und dieses somit verändert. Dadurch werden Gewebe und Schleimhäute zusammengezogen, die so z.B. bei der Wundbehandlung und bei entzündlichen Prozessen die Heilung unterstützen können. Viele Gerbstoffe haben eine schmerzlindernde Wirkung. Sie sind in fast allen bekannten Kräutern, wie z.B. Kamille, Schafgarbe, Beifuß, Walnussblätter, Eichenrinde, Blutwurzwurzel, Heidelbeeren, Brombeerblätter, Erdbeerblätter, Odermennigkraut, Frauenmantel, Breitwegerich, Spitzwegerich und vielen anderen enthalten.

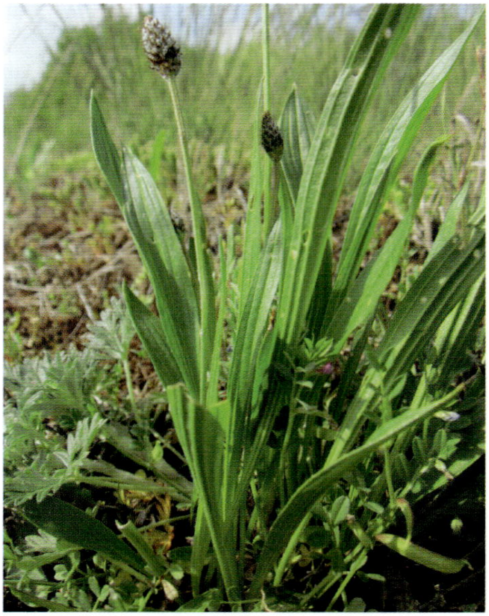

Spitzwegerich

GLYKOSIDE

Pflanzen produzieren oft viele verschiedene Glykoside, die meist zur Speicherung oder zum Transport von Stoffen sowie der Abwehr von Erregern und zur Selbstheilung dienen. Die Glykoside werden in Untergruppen mit verschiedenen Wirkungen und Anwendungen unterteilt. Viele Glykoside sind für medizinische Anwendungen sehr interessant und hochwirksam.

FLAVONOIDE

Flavonoide sind Stoffe, die für die Bildung von Farbstoffen benötigt werden. Sie sind von großer Bedeutung wegen ihrer entzündungshemmenden Eigenschaften. Flavonoide wirken krampflösend und durchblutungsfördernd. Flavonoide unterteilt man in diverse Untergruppen. Sehr wichtig sind Flavone, Flavane, Isoflavone und Anthocyane.

FLAVONE

Flavone gehören zu den Flavonoiden und gelten als gelbe Pflanzenfarbstoffe. Kräuter wie die Ringelblume, die Schafgarbe und die Kamille enthalten viele Flavone. In verschiedenen Studien wurde nachgewiesen, dass Flavone eine krampflösende Wirkung haben. Flavone werden oft bei Beschwerden im Magen-Darm-Trakt eingesetzt.

Eine bedeutsame Rolle spielt auch das Flavon **Luteolin**, das in Petersilie, Ginster, Kamille, Pfefferminze und Rosmarin enthalten ist. Es wirkt entzündungshemmend und stärkt das Immunsystem. Auch das Flavon Apigenin enthält gelbe Pflanzenfarbstoffe, wirkt gegen Entzündungen und hat auch krebshemmende Eigenschaften (außer bei Brustkrebs). Apigenin ist z.B. in Estragon, Kamille, Petersilie, Rosmarin und Salbei enthalten.

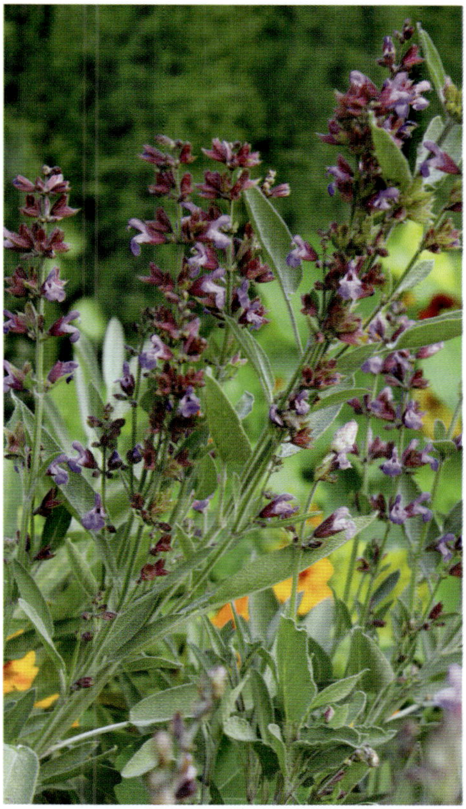

Blühender Salbei

FLAVONOLE

Flavonole sind sekundäre Pflanzenstoffe, die gelbfärbende Eigenschaften haben. Dazu zählen Kaempferol, Rutin, Myricetin, Galangin und Quercetin. Das Quercetin hat antientzündliche, krebshemmende und antioxidative Wirkung und findet sich u.a. in Ringelblumen, Johanniskraut, Schnittlauch, als auch in Zwiebeln und Äpfeln.

FLAVANOLE (FLAVANE)

Catechine sind Flavanole, die verstärkt im grünen Tee, in Obst und Gemüse und im Blutwurzkraut vorkommen. Catechine sind starke Antioxidantien und wirken auch tumorhemmend, antibakteriell und antiviral.

ISOFLAVONE

Auch Isoflavone sind gelbe Pflanzenfarbstoffe, die pflanzliche Krankheitserreger abwehren sollen. Sie kommen verstärkt in der Sojabohne sowie in Kräutern wie Rotklee vor. Die im Rotklee enthaltenen Isoflavone sind Biochanin A, Genistein und Formononetin. Laut verschiedener medizinischer Studien sind Isoflavone in der Lage, die Wucherung von Krebszellen zu hemmen. Ein weiterer Beleg dafür ist die Tatsache, dass asiatische Frauen, die bekanntlich viel Soja konsumieren, deutlich seltener an Brustkrebs erkranken als Frauen in anderen Erdteilen.

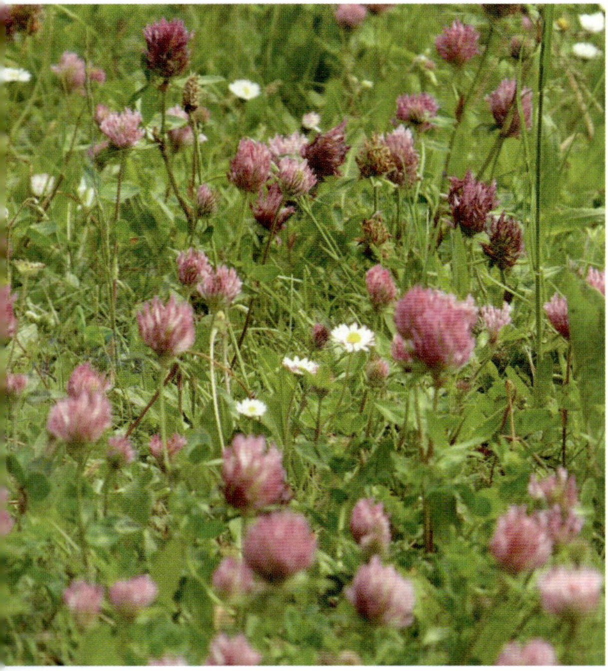

Rotkleee

CHALKONE

In den Pflanzen werden über mehrere Zwischenschritte die Flavonoide biochemisch gebildet und somit entstehen auch mehrere Zwischenprodukte. Ein Zwischenprodukt sind die Chalkone, die als erster Stoff während der Entstehung der Flavonoide zu bezeichnen sind. Chalkone können medizinisch sehr wirkungsvoll eingesetzt werden. Bei Untersuchungen an Inhaltsstoffen der Ashitaba-Pflanze konnte man feststellen, dass die dort enthaltenden Chalkone antibakteriell, antiviral, antithrombotisch und sogar antikanzerogen (krebshemmend) sind.

SAPONINE

Medizinisch haben die Saponine vor allem bei der Aufnahme bzw. Bindung anderer Stoffe eine große Bedeutung. Einige Saponine sind wirksam gegen Bakterien, Viren und Pilzkrankheiten. Sie können sogar das Wachstum von Krebszellen durch die Bindung von Gallensäuren hemmen, stärken das Immunsystem und senken den Cholesterinspiegel. Kräuter und Pflanzenmit hohen Saponinanteilen sind Nieswurz, gewöhnliches Seifenkraut, Efeu und Ginseng. Das starke asiatische Heilkraut Jiaogulan enthält über 80 verschieden Saponine und ist in Asien als „Kraut der Hundertjährigen“ bekannt. Doch eine antibiotische Wirkung konnte wissenschaftlich fundiert bisher nicht nachgewiesen werden.

BITTERSTOFFE

Sehr bedeutsam und wirkungsvoll sind auch die Bitterstoffe. Schon Hildegard von Bingen beschreibt die „Bitterpflanzen“. Besonders Enzian, Kamille, Schafgarbe, Spitzwegerich, Wermut und Wegwarte sind in der Naturheilkunde für ihre Bitterstoffe bekannt und werden bereits seit dem Altertum erfolgreich eingesetzt.

Pflanzen produzieren Bitterstoffe zur Abwehr von Fressfeinden und Krankheiten. In der **Heilkunde** werden Bitterstoffe vor allem bei Magen-Darm-Beschwerden (Verstopfung, Gastritis, Appetitlosigkeit), bei Beschwerden der Leber und Galle sowie zur Unterstützung des Immunsystems und zur Abwehr von Darmparasiten eingesetzt.

SALICYLVERBINDUNGEN

Vor allem die Salicylsäure gehört chemisch zu den Phenolen und ist als Mittel zur Bekämpfung von Entzündungen und zur Schmerzlinderung weltbekannt. Das bekannte „Aspirin“ (Acetylsalicylsäure) z.B. ist eine synthetische Nachbildung der natürlichen Salicylsäure. Größere Anteile von Salicylverbindungen finden sich vor allem in Weiden (in der Weidenrinde). Die namensgebende Pflanzenart sind die Weidengewächse (Salicaceae); so z.B. die Sal-Weide (Salix caprea). Des Weiteren sind Salicylverbindungen bzw. Salicylsäure in verschiedenen Kräutern in nennenswerten Mengen enthalten.

ALKALOIDE

Alkaloide sind mineralische (alkalische) Stoffe, die aus Pflanzen gewonnen werden und mehr oder weniger starke Wirkungen auf die Funktionen des menschlichen und auch des tierischen Organismus haben. Sie werden u.a. als Betäubungsmittel und in der Schmerztherapie eingesetzt (z.B.: Opiate wie Codein, Morphin, Noscapin u.a.). Ein Großteil der über 10.000 bekannten Alkaloide sind sehr giftig oder können bei falscher Dosierung Vergiftungserscheinungen auslösen. Viele Alkaloide spielen in der Medizin eine wichtige Rolle als Psychopharmaka oder auch in der Notfallmedizin. Sie werden auch zur Herstellung von Medikamenten verwendet und meist nur in geringen Dosen verabreicht.

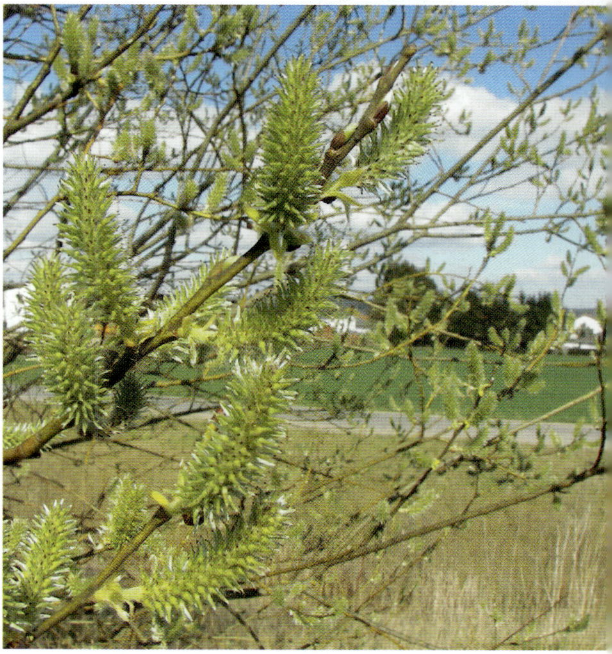

Junge Zweige und Blüten der Sal-Weide

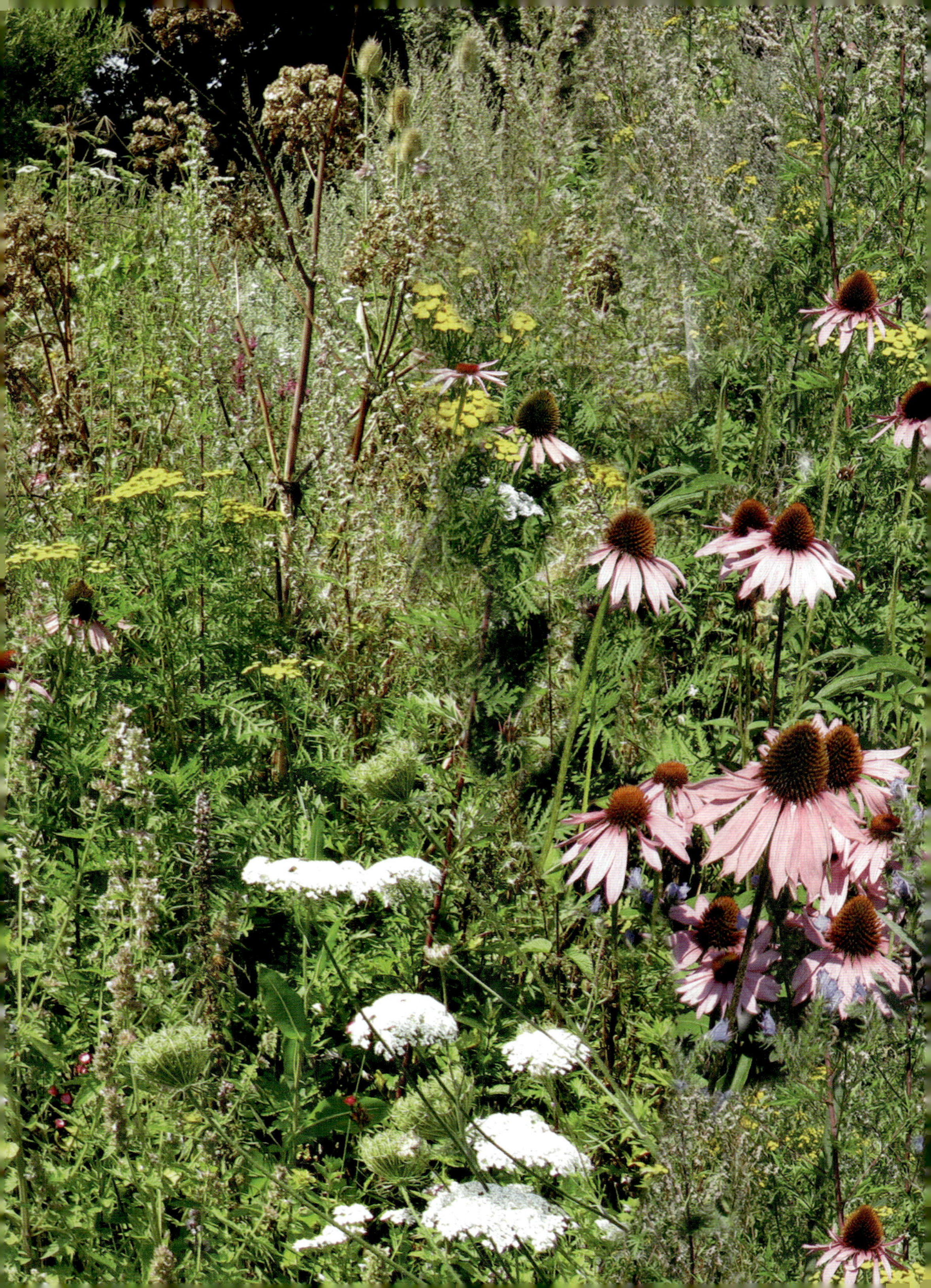

Antibiotische Heilpflanzen und Pflanzenstoffe

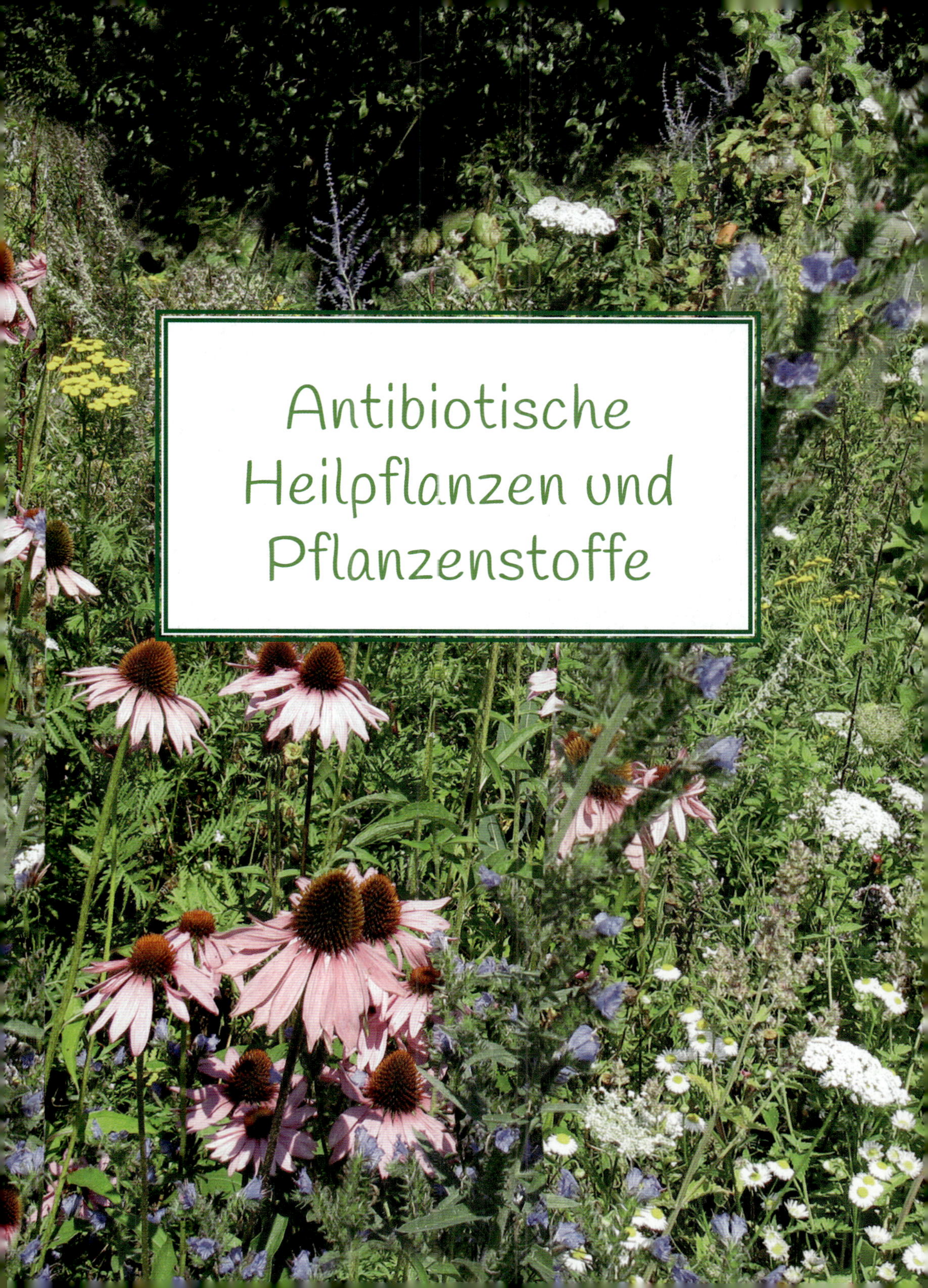

Ackerschachtelhalm

Equisetum arvense

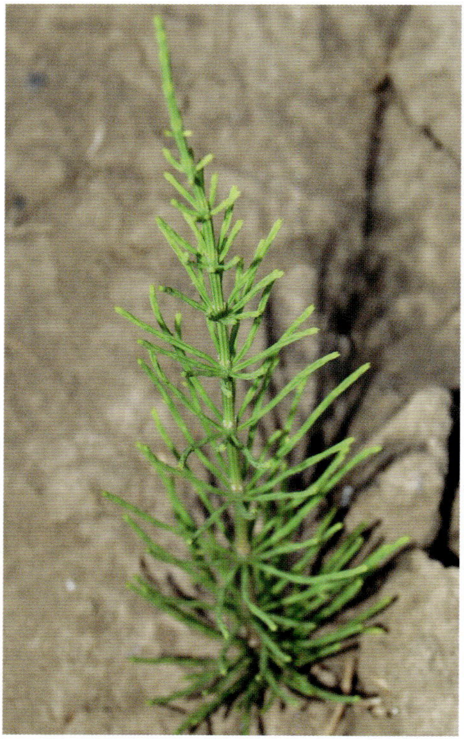

Seit rund 400 Millionen Jahren bevölkern Pflanzen aus der Familie der Schachtelhalme (Equisetaceae) die Erde. Der Ackerschachtelhalm hat sich daraus entwickelt. Heute sind mehr als 20 verschiedene Arten aus der Familie der Schachtelhalme bekannt.

Der Ackerschachtelhalm fand schon im Altertum Anwendung in der Behandlung von Krankheiten. Bereits die Ärzte im antiken Griechenland, aber auch Hildegard von Bingen behandelten Kranke mit der Pflanze. Damals wurde der Ackerschachtelhalm hauptsächlich gegen Magen-Darm-Beschwerden, Menstruationsstörungen sowie bei Blasen- und Nierenkrankheiten verwendet.

INHALTSSTOFFE UND WIRKUNG

Die Bedeutung des Ackerschachtelhalms liegt heute in der medizinisch wertvollen Zusammensetzung der Inhaltsstoffe. Es sind besonders die Kieselsäure, die Mineralstoffe, die Saponine und ätherischen Öle, die die entzündungshemmende, abstringierende (zusammenziehende), entwässernde und antioxidative Wirkung bringen.

Die grünen Sprossen der Heilpflanze werden von Ende Mai bis Anfang August geerntet. Diese kommen als frische Pflanzenteile ebenso zum Einsatz, wie auch getrocknet und werden für innerliche, als auch äußerliche Krankheiten verwendet. Die antibiotische (entzündungshemmende) Wirkung durch die Kombination der Inhaltsstoffe hilft vor allem bei Blasen- und Nierenentzündungen, Inkontinenz, Gicht, Rheuma, Gelenkschmerzen, aber auch bei Bronchitis und Husten.

ANWENDUNG UND DOSIERUNG

Um die Heilwirkung des Ackerschachtelhalms nutzen zu können, bedarf es zunächst einiger Mühe. Die in der Natur gesammelten grünen Sprossen müssen zunächst gut getrocknet werden. Dies geschieht, indem man sie auf Backblechen oder einem sauberen

Tisch über mehrere Wochen an einem windgeschützten, trockenen und sonnigen Platz trocknet, bis man die Spitzen zwischen zwei Fingern zu einem Pulver verreiben kann. Sie können die Spitzen aber auch im Backofen bei niedriger Hitze von ca. 50 bis 60 Grad trocknen.

Das so gewonnene Pulver wird als Tee verabreicht, aber nicht wie andere Kräutertees einfach aufgebrüht. Für die Zubereitung wird ein Teelöffel getrockneter Ackerschachtelhalm mit etwa 0,5 Liter Wasser zusammen in einem Topf ca. 20 Minuten lang gekocht. Die lange Kochzeit ist erforderlich, damit sich die enthaltene Kieselsäure aus den Zellen löst und alle Mineralien freigesetzt werden.

Man kann den Ackerschachtelhalm-Tee auch im Reformhaus oder der Apotheke kaufen. Das ist vor allem dann zu empfehlen, wenn man die Pflanzen nicht kennt und nicht sicher bestimmen kann.

Bei Beschwerden wie Nieren- oder Blasenentzündungen wird empfohlen, dreimal täglich eine Tasse Ackerschachtelhalm-Tee zu trinken. Der Tee hilft auch bei Entzündungen im Rachen- und Mundraum – hierzu wird in der Regel mit dem Tee gegurgelt und gespült. Aufgrund der durchspülenden, wassertreibenden Wirkung sollten Personen mit eingeschränkter Nierenfunktion den Arzt befragen, ob das Trinken des Tees für sie empfohlen wird.

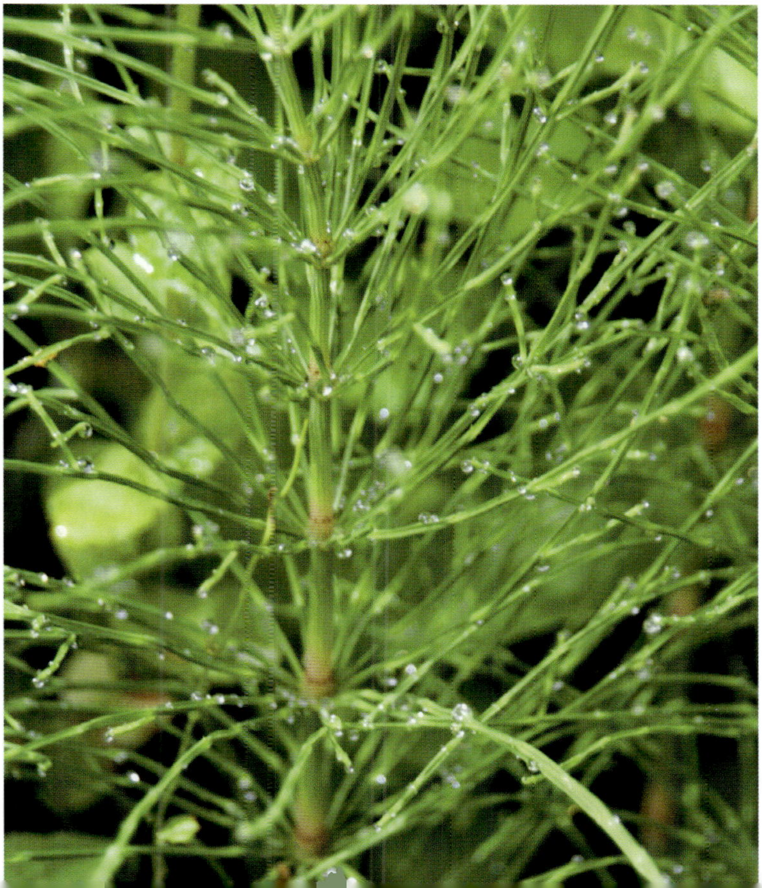

Aloe, Echte

Aloe vera

Die Heilpflanze Aloe vera ist eine ausdauernde, aber frostempfindliche Pflanze und gehört zu der Familie der Affodillgewächse, die in Mitteleuropa in freier Natur nicht vorkommt, aber häufig als Zimmerpflanze in Kübeln gehalten wird. Sie ist eine stammlose Rosettenpflanze und der botanische Pflanzenname „Aloe" stammt aus dem Arabischen und heißt übersetzt „bitter", was sich auf den Geschmack des schleimigen Gels im Blattinneren der Pflanze bezieht. Die dickfleischigen, spitzen Blätter werden etwa 50 Zentimeter lang und bis rund 7 Zentimeter breit und von hellgrüner Farbe.

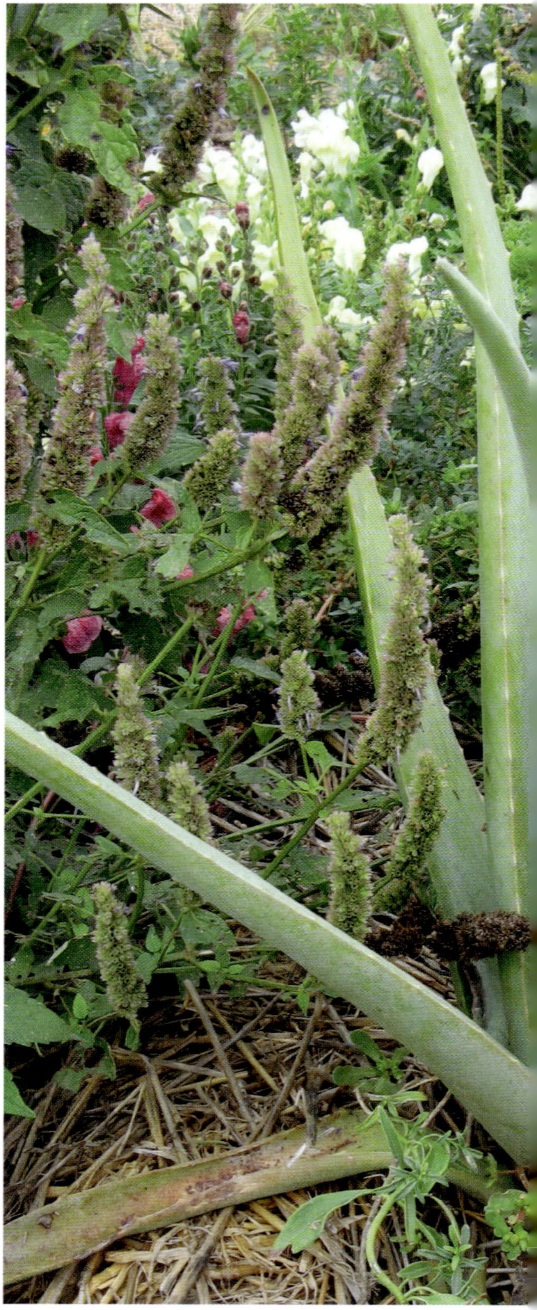

INHALTSSTOFFE UND WIRKUNG

Das Gel, das man aus dem Wasserspeichergewebe der Pflanzenblätter gewinnt, verfügt jedoch auch über immunstimulierende und wundheilende Eigenschaften. So weist Aloe vera einen antibiotischen Effekt gegen Bakterien und Pilze auf. Gleichzeitig stärkt das natürliche Antibiotikum das Immunsystem und reinigt das Blut.

Das durchsichtige, schleimartige Gel aus dem Blattinneren der Pflanze besteht überwiegend aus Wasser und enthält zudem Polysaccharide (acetylierte Polymannose und Glykoproteine), die für eine wundheilende, entzündungshemmende und immunstimulierende Wirkung sorgen.

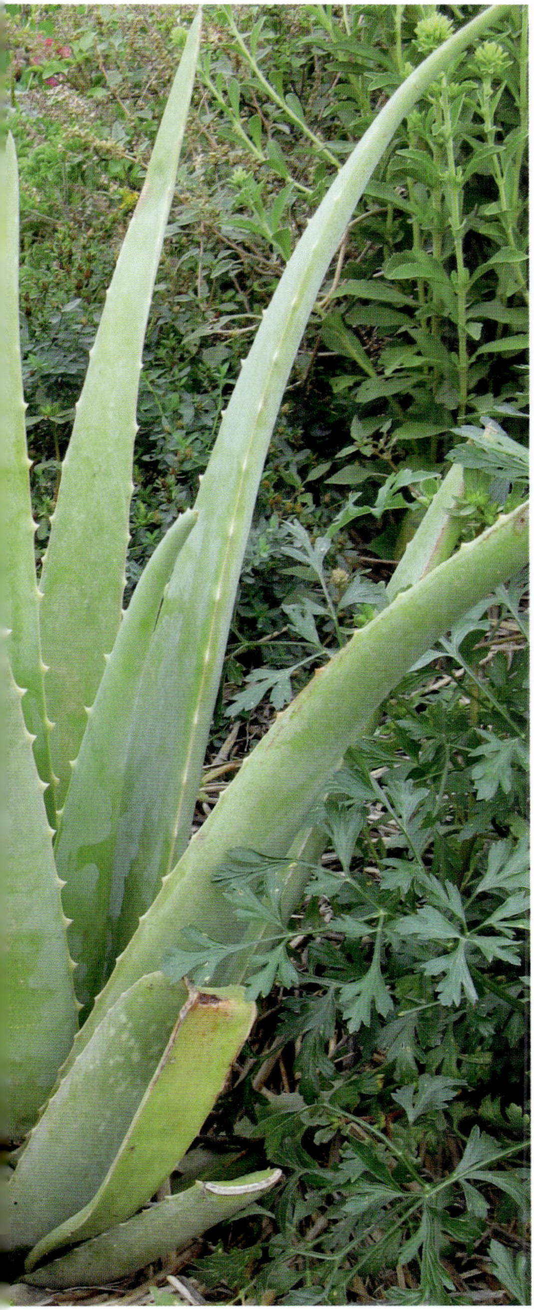

Des Weiteren fördert Aloe vera die Wundheilung des Körpers, wodurch wiederum Entzündungen und Wundinfektionen entgegengewirkt wird. Aloe vera gilt aber auch als natürliches Schmerzmittel, das den Körper mit wichtigen Vitaminen, Mineralstoffen und Spurenelementen versorgt.

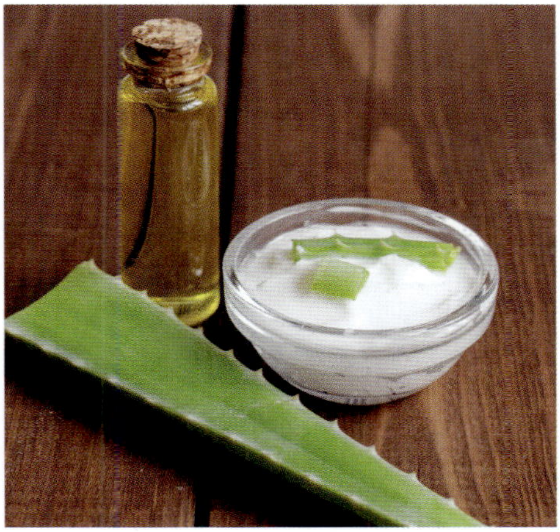

ANWENDUNG UND DOSIERUNG

Zur Behandlung von äußeren Hautekzemen oder kleinen Verletzungen kann man ein Stück Aloe vera abschneiden und das austretende Gel direkt auf die betroffene Stelle aufbringen. Zur äußerlichen Anwendung werden auch in Apotheken Salben aus Aloe Vera gegen Verletzungen, Verbrennungen, Hautkrankheiten und Pilzbefall angeboten. Es gibt auch Aloe-vera-Cremes für die tägliche Hautpflege.

Für die innere Anwendung in Form von Saft eignet sich Aloe vera bei Bronchitis, Asthma, Gallenproblemen und Magen-Darm-Beschwerden. Man sollte unbedingt Dosierungs- und Anwendungsanleitungen beachten.

Andorn
Marrubium vulgare

Bereits bei den alten Ägyptern und Griechen war der Andorn als heilkräftige Pflanze bekannt. Vor allem bei Beschwerden wie, Schnupfen, Bronchitis und grippalen Infekten sowie bei Verdauungsbeschwerden ist die Pflanze hilfreich und heilend. Andorn stammt aus Südeuropa und ist heute auch in den gemäßigten Klimazonen ganz Europas anzutreffen. Man findet ihn an Wegrändern sowie auf nährstoffarmen Wiesen und Brachflächen. Doch er ist selten und steht bei uns unter Naturschutz.

Die Heilpflanze ist in den letzten Jahrzehnten etwas in Vergessenheit geraten und viele Menschen haben noch nie etwas von ihr gehört. Doch man hat sich der Pflanze wieder besonnen. Dank ihrer bedeutsamen Geschichte und der bekannten umfangreichen Dokumentationen ihrer Heilwirkungen wurde die Andornpflanze von Wissenschaftlern der Universität Würzburg zur „Arzneipflanze des Jahres 2018" gewählt.

Seit Beginn der Klostermedizin im frühen Mittelalter bis ins 20. Jahrhundert hinein gehörte der Andorn zu den beliebtesten Heilpflanzen. Seit dem 8. Jahrhundert war er aus den Kräutergärten der Klöster und Naturheiler nicht mehr wegzudenken. Schon damals wurde der Andorn bei Lungenerkrankungen und bei hartnäckigem Husten eingesetzt und war für seine schleimlösende Wirkung bekannt.

INHALTSSTOFFE UND WIRKUNG

Die im Andorn enthaltenen Bitterstoffe steigern die Produktion der Magensäfte und der Gallensäure und helfen so gegen Appetitlosigkeit, bei Magenproblemen und funktionellen Darmbeschwerden wie Blähungen und Völlegefühl.

Die außerdem enthaltenen Inhaltsstoffe Marrubiin und Marrubenol wirken krampflösend und schmerzlindernd, sodass eine Anwendung des Andorns auch bei krampfartigen Magen-, Galle- und Darmstörungen angezeigt ist.

Durch seinen hohen Gehalt an Gerbstoffen ist der Andorn auch ein hilfreiches Mittel gegen Durchfälle unterschiedlichster Ursache. Der Andorn wird wegen des Gerbstoffgehalts auch zur Behandlung von Haut- und Schleimhautentzündungen, Geschwüren und Wunden eingesetzt, da die Gerbstoffe antimikrobiell und entzündungshemmend wirken.

Dem enthaltenen Diterpen-Bitterstoff Marrubiin wird außerdem eine den Schleimauswurf unterstützende Funktion zugeschrieben, da das Marrubiin vermutlich (wie auch andere Bitterstoffe) die Wassersekretion in der Bronchialschleimhaut indirekt durch eine Nervenreizung im Magen anregt. Diese Wirkung erklärt der Direktor für Pharmazeutische Biologie an der Universität Heidelberg, Prof. Wink damit, dass durch die Bitterstoffe im Magen ein leichter Brechreiz unterhalb der Brechschwelle ausgelöst wird, der bewirkt, dass es in der Lunge zu einer vermehrten Wasserausscheidung kommt. Dieses Wasser verflüssigt den Schleim in den Bronchien, sodass er leichter abgehustet werden kann. So findet der Andorn hauptsächlich bei Atemwegserkrankungen, wie akuter und chronischer Bronchitis seine Anwendung.

ANWENDUNG UND DOSIERUNG

Da die Wildform des Andorns in Deutschland unter Naturschutz steht, sollte man die Pflanze zum Anbau im eigenen Garten im Kräuterhandel kaufen oder übers Internet bestellen. Der Andorn gedeiht am besten auf kargen, lehmigen Böden und mag neben Gräsern und Beifuß keine anderen Pflanzen in seiner Nähe. Man verwendet für die Herstellung des Tees nur die oberirdischen, getrockneten Pflanzenteile.

Das Andornkraut ist als getrocknete Pflanze für die Zubereitung als Tee auch in Apotheken erhältlich. Dazu 4 Teelöffel des getrockneten Krauts mit 0,5 L kochendem Wasser übergießen und 5 Minuten ziehen lassen. Dann abseihen. Von diesem Tee können bis zu 5 Tassen täglich getrunken werden.

Die Wirkstoffe des Andorn gibt es auch als Frischpflanzenpresssaft, als hochkonzentriertes Andornextrakt und als Andorn-Bronchialtropfen inklusive Dosierungsanleitungen in der Apotheke.

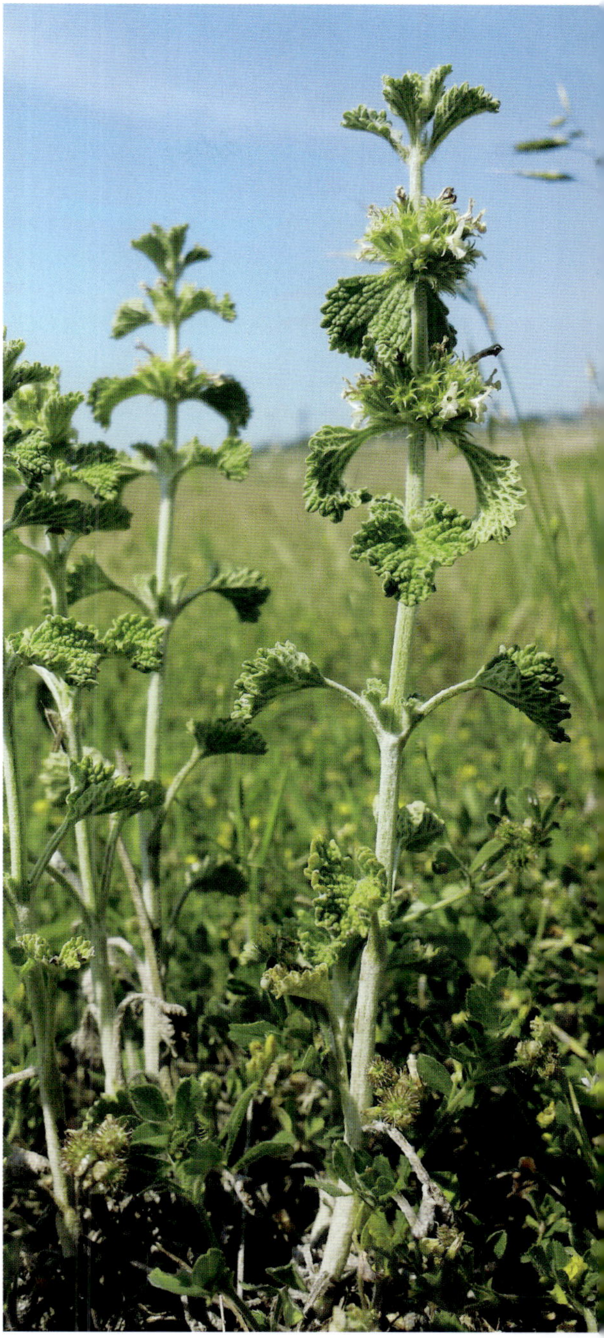

Apfelessig
aus ganzen Äpfeln

Dass der tägliche Apfel sehr gesund ist und den Doktor fernhält, das weiß man schon lange. Aber der Apfelessig, als reines Naturprodukt aus ganzen Äpfeln, hat unglaublich viele gesundheitsfördernde Wirkungen. Es kommt aber auf die biologische Qualität an.

Apfelessig entsteht aus frischem Apfelwein, und der Apfelwein entsteht, wenn man frisch gepressten Apfelsaft gären lässt. Dabei verwandelt die Hefe den Zucker der Äpfel unter Luftabschluss in Alkohol. Wenn man dann den Apfelwein warm und offen lagert, bilden sich Essigsäurebakterien darin, die den Alkohol in Essig umwandeln. Dieser Prozess dauert einige Wochen. Danach erhält man einen biologischen, naturtrüben Apfelessig.

INHALTSSTOFFE UND WIRKUNG

Dass der Apfelessig vielseitige gesundheitsfördernde Wirkungen hat, ist bekannt, auch wenn die Gründe für die Wirksamkeit noch kaum erforscht sind. Der Bio-Apfelessig enthält natürlich alle Vitamine und Mineralstoffe des Apfels, wie z.B. Beta-Carotin, Folsäure, die Vitamine B und C, Kalium, Magnesium, Eisen und viele andere Spurenelemente. Man könnte auch gleich einen Apfel essen oder den frisch gepressten Saft daraus trinken. Ob also die Essigsäure dem Apfelessig seine vielfältige Wirkungen gibt, oder vielleicht andere Inhaltsstoffe, oder die Zusammenwirkung aller Bestandteile, dass ist bis heute nicht genau erforscht. Aber wir wissen, das er wirkt und können seine Wirkung nutzen.

REZEPT

APFELESSIG-GESUNDHEITSTRANK

Füllen Sie ein Glas mit 250 ml stillem Mineralwasser und geben Sie zwei Teelöffel naturtrüben Bio-Apfelessig und eine Prise Zimt hinein. Trinken Sie es morgens 15 Minuten vor dem Frühstück. Sie können diesen Apfelessig-Gesundheitstrank auch 15 Minuten vor allen anderen Mahlzeiten des Tages trinken.

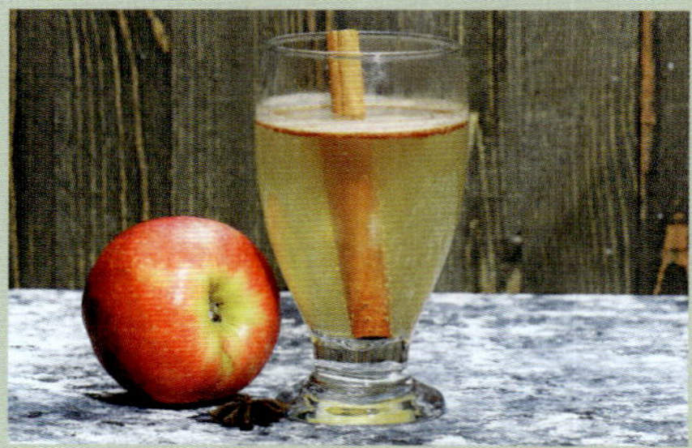

Es gibt Studien, die die Wirkung des Apfelessigs beweisen, auch wenn man die genauen chemischen Abläufe noch nicht kennt. Nachgewiesen ist die Wirkung des Apfelessigs bei Verdauungsstörungen. Er aktiviert die Verbrennung, senkt den Blutzuckerspiegel und hilft so gegen Übergewicht und Diabetes Typ 2. Dies belegt auch eine Studie der Arizona State University im Auftrag der American Diabetes Association. Der Apfelessig senkt auch die Blutfett- und Cholesterinwerte. Dies ergab eine internationale Studie von 2008 bei der Jundishapour University of Medical Sciences, Ahvaz/Iran.

Eine andere Studie der Hirosaki University School of Medicine, Hirosaki, Aomori/Japan berichtet, dass es im Apfelessig einen Inhaltsstoff gibt, der gegen Krebs wirkt. Es handelt sich um das sogenannte „medium-sized alpha-glycan" (NMalphaG). In der Studie von 2007 stellte man fest, dass das NMalphaG ausschließlich bei der Fermentation von Äpfeln entsteht, bei der alkoholischen Gärung jedoch nicht. Der Apfelessig hat gegenüber dem Apfelwein einen deutlichen Vorteil. Nach monatelangen Laborversuchen mit Mäusen berichteten die Forscher: „Wir untersuchten die biologischen Funktionen des Apfelessigs [...] und fanden dabei heraus, dass das in Äpfeln befindliche NMalphaG wie ein tumorbekämpfendes Mittel gegen Krebsgeschwüre wirkt!"

Apfelessig wirkt auch antibiotisch gegen Bakterien und Pilzkrankheiten. Die Säuren im Apfelessig – Apfelsäure, Essigsäure und Zitronensäure weisen antimikrobielle und pilzfeindliche Eigenschaften auf.

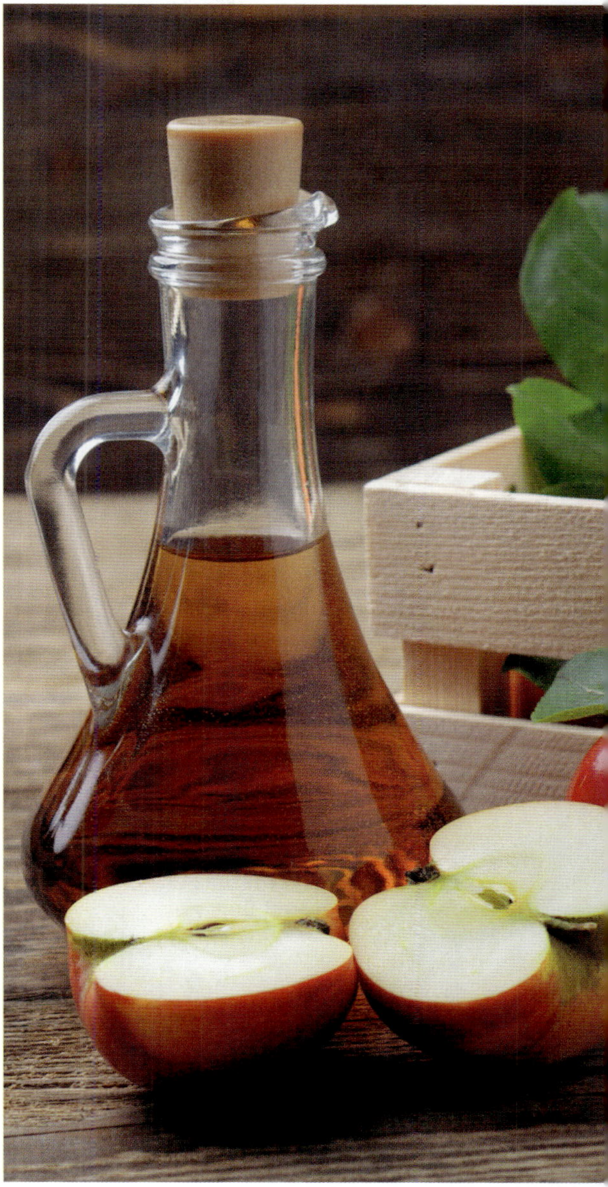

ANWENDUNG UND DOSIERUNG

In der Naturheilkunde empfiehlt man die Einnahme von dreimal täglich einem Löffel Apfelessig in einem Glas Wasser (siehe auch „Apfelessig-Gesundheitstrank" unten).

Entdecken Sie den Apfelessig nicht nur für die nächste Fastenkur, sondern als täglichen Gesundheitstrank, als Salatdressing oder als erfrischendes Getränk an heißen Tagen.

Arnika

Arnica montana

Die Arnika ist eine Gebirgspflanze, was sich auch in ihrem lateinischen Beinamen „montana“ widerspiegelt. Durch das Überdüngen der Bergwiesen ist sie fast ausgerottet, steht daher unter strengem Naturschutz. Inzwischen gelang es jedoch, Arnica montana zu züchten. Die Pflanze riecht würzig mit einer zimtartigen Duftnote und ist von feinen Ölgängen durchzogen, die die gesundheitsfördernden ätherischen Öle enthalten.

INHALTSSTOFFE UND WIRKUNG

Heilende Inhaltsstoffe sind vor allem die Bitterstoffe, Flavonoide, Cumarine und ätherisches Öl. Arnikablüten sind entzündungs- und keimhemmend und haben antirheumatische Wirkung. Zudem wirken sie gegen Nervenschmerzen und sind ein wirksames Therapeutikum gegen Venenleiden. Zur medizinischen Anwendung nimmt man vorwiegend getrocknete Blüten. Alle Arnika-Präparate haben diverse Effekte: Sie bekämpfen Keime, lindern Schmerzen und wirken Entzündungen entgegen. Äußerlich angewendet, hilft die Arnika in Form von Salben oder Tinkturen bei Schwellungen, Verstauchungen und Prellungen.

ANWENDUNG UND DOSIERUNG

In der frühen Heilkunde war die Arnika ein beliebtes Mittel gegen Menstruationsbeschwerden, Gebärmutterblutungen, Herzschwäche, Herzmuskelentzündungen, Arteriosklerose und Rheuma.

Medizinisch nachgewiesen ist heute die Wirkung der äußerlichen Anwendung von getrockneten Arnikablüten bei Blutergüssen, Prellungen, Zerrungen, Quetschungen, Schwellungen sowie bei Muskel- und Gelenkschmerzen. Ebenso werden Arnikapräparate äußerlich bei Insektenstichen und bei Venenleiden in den Beinen angewendet.

In Apotheken und Drogerien sind diverse Arnikaprodukte wie Salben, Öle, Trockenpflanzen zur Teezubereitungen für Umschläge, Tinkturen und andere Fertigpräparate erhältlich. Fragen Sie Ihren Arzt, welche Arnika-Medizin er Ihnen empfiehlt.

Eine innerliche Anwendung, also die Einnahme von Arnika ist sehr gefährlich (außer homöpathische Globuli). Es können Vergiftungserscheinungen mit Übelkeit, Magen- und Kopfschmerzen, Schwindel sowie Herzrhythmusstörungen auftreten.

WARNHINWEIS

Arnikablüten können Allergien hervorrufen und sollten in verdünnter Form (1 EL Tinktur auf 1/4 Liter Wasser) ausschließlich äußerlich angewendet werden. Bei bekannter Allergie gegen Korbblütler (z. B. Kamille, Beifuß, Schafgarbe) darf Arnika nicht angewendet werden. Achtung! Die innerliche Einnahme von Arnika kann lebensgefährlich sein.

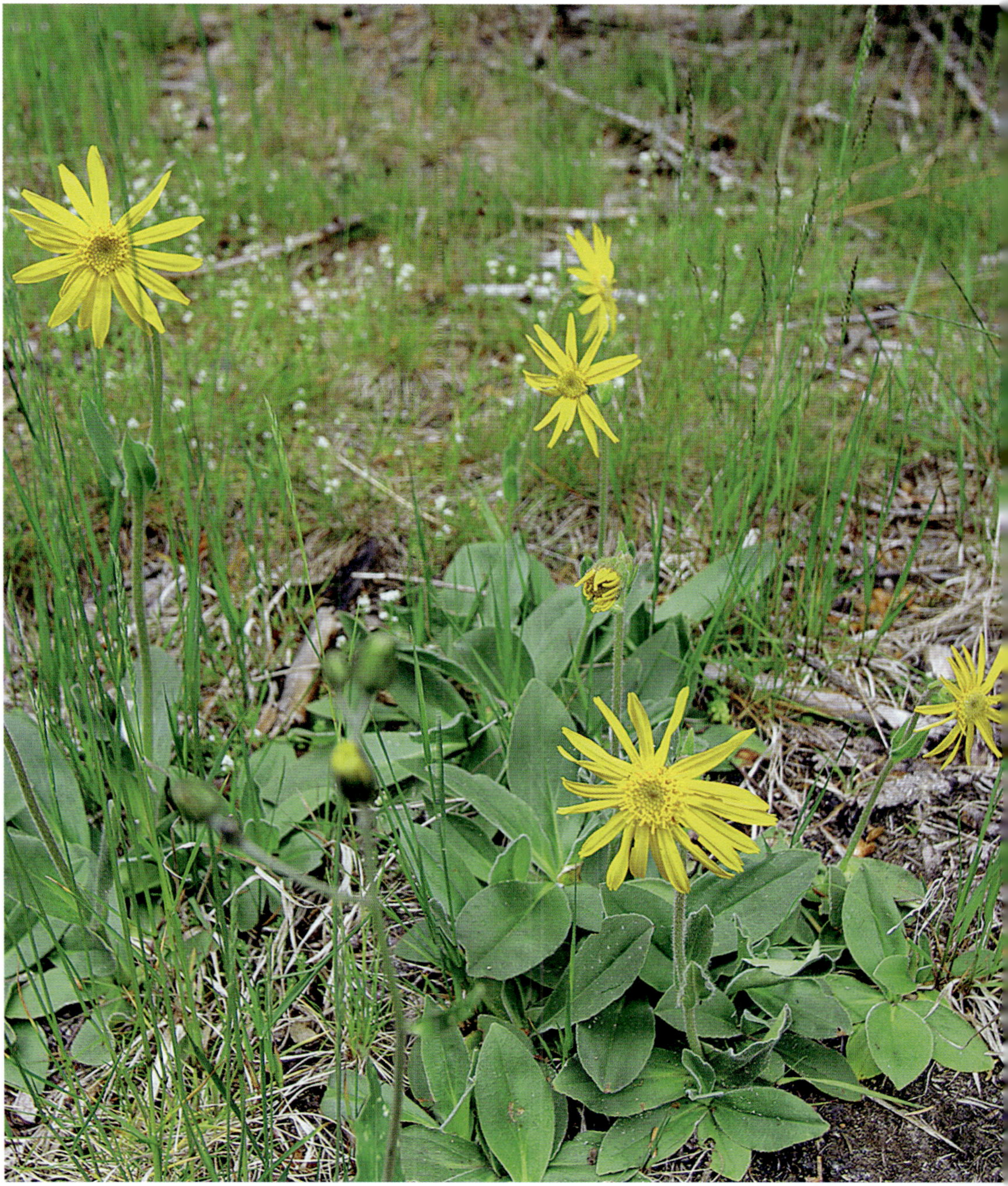

Ashitaba

Angelica keiskei

Die aus Japan stammende Ashitaba-Pflanze stammt von den Izu-Inseln, nahe der Hauptinsel Honshu. Die Pflanze wächst dort in Küstennähe und wird auch Japanische Engelwurz genannt. Sie hat sehr viel Ähnlichkeit mit der Europäischen Engelwurz. Die Ashitaba ist aber in Europa noch weitgehend unbekannt. Sie enthält sehr viele wertvolle Inhaltsstoffe mit starker Heilwirkung.

INHALTSSTOFFE UND WIRKUNG:

Die Pflanze hat viele medizinisch wirksame Bestandteile. Die Heilwirkung von Ashitaba wird hauptsächlich auf die enthaltenden Inhaltsstoffe Flavonoide, Cumarine und Chalcone zurückgeführt, die in ihrer Zusammenwirkung antibakterielle und heilende Eigenschaften aufweisen. Die enthaltenden Chalcone haben einen vorbeugenden Effekt gegen bestimmte Herz-Kreislauf-Erkrankungen, Erkältungskrankheiten sowie Erkrankungen des Verdauungstrakts. Interessant sind verschiedene wissenschaftliche Studien hinsichtlich der Behandlung diverser Krebserkrankungen sowie hinsichtlich der Krebsvorbeugung mit Ashitaba. In Laborversuchen konnten Lungenkrebszellen am Wachstum sowie an der Bildung von Metastasen gehindert werden. Verantwortlich für die krebsschützenden Eigenschaften sowie für eine mögliche Verwendung in der Krebstherapie, sind die Chalcone Xanthoangelol und 4-Hydroxyderricin. Laut der Studien sind beide in der Lage, den Zelltod von Krebszellen herbeizuführen. Außer den Chalkonen ist Ashitaba allgemein reich an Flavonoiden, Glykosiden, Mineralien, Chlorophyll und Vitaminen. Es enthält eine Reihe von tumorhemmenden Kumarinen und ist sehr proteinreich. Unter den Mineralien ist besonders der Gehalt an organischem Germanium erwähnenswert.

ANWENDUNG UND DOSIERUNG

In Japan wird die Ashitaba als Heilmittel in verschiedenen Formen angewendet. Die ganze Pflanze enthält die gesundheitsfördernden Stoffe, hauptsächlich wird aber der charakteristische gelbe Milchsaft verwendet, der beim Anschneiden der Blattstängel austritt. Ein Trockenextrakt daraus wird zu Tabletten verarbeitet.

Aber auch die getrockneten Blätter und Stängel sind als Gesundheitstee wirksam. Die grüne Pflanze kann man inzwischen auch in Europa kaufen, doch empfiehlt es sich die getrocknete Pflanze als Tee oder Ashitaba-Extrakt als Pulver in der Apotheke zu kaufen.

Äußerlich angewendet wirkt die Pflanze gegen Hautalterung und Orangenhaut, hilft bei Ekzemen, gegen Schuppenflechte und gegen Hautkrebs. Ashitaba-Präparate haben eine starke Wirkung, und die äußerliche Anwendung sowie die Einnahme von Extrakten sollte grundsätzlich mit dem Arzt abgestimmt werden.

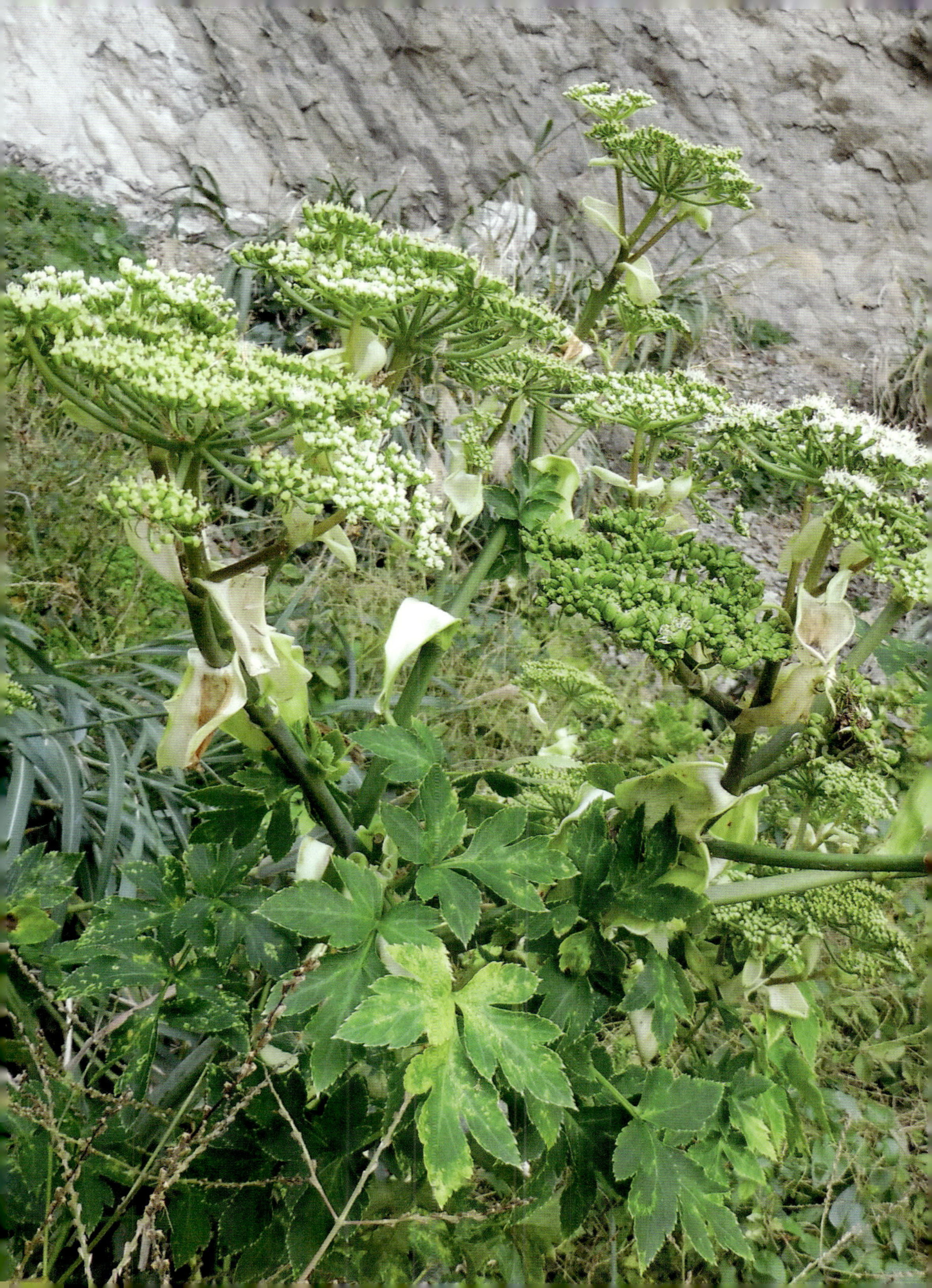

Bärentraube

Arctostaphylus uva-ursi

Die Bärentraube hat ihren Namen nicht ohne Grund bekommen. Braunbären lieben die nahrhaften kleinen roten Beeren und fressen sich damit ihren Winterspeck an. Leider gibt es in der Natur immer weniger Bärentrauben und auch weniger Braunbären. Die Bärentraube und die Braunbären stehen unter Naturschutz.

Die Bärentraube findet man in Mittel- und Nordeuropa auf nährstoffarmen Böden im Gebirge, auf Heiden und Mooren. Sie ist ein immergrüner niedriger Strauch aus der Familie der Heidekräuter, der sich flach auf dem Boden ausbreitet. Die hellrosafarbenen Blüten verwandeln sich bis zum Herbst in rote Beeren, die zwar nicht giftig sind, aber nicht besonders gut schmecken.

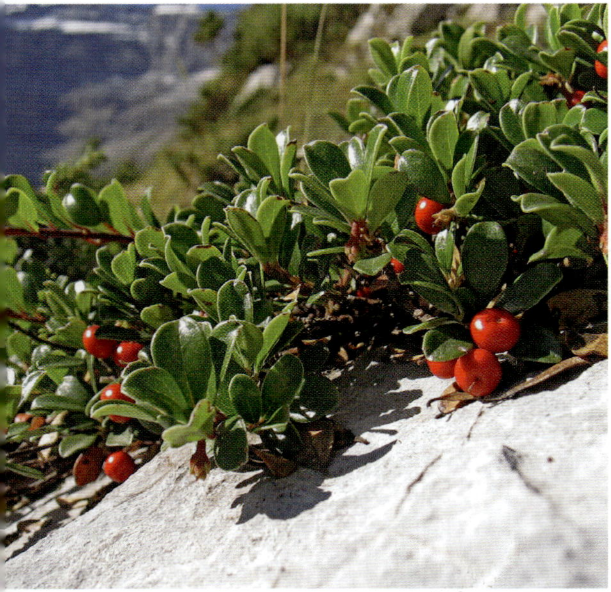

INHALTSSTOFFE UND WIRKUNG

In der Naturheilkunde verwendet man die Blätter der Bärentraube. Sie enthalten Phenolglykoside, vor allem den Pflanzeninhaltsstoff Arbutin. Des Weiteren enthalten sie viele Gerbstoffe vom Gallotannin-Typ sowie Flavonoide. Der Pflanzenstoff Arbutin wird im Körper in das hochwirksame Hydrochinon umgewandelt. Es wirkt desinfizierend und antibakteriell und hemmt so das Wachstum von Bakterien. Da Hydrochinon vom Körper über die Nieren wieder ausgeschieden wird, entfaltet es in den ableitenden Harnwegen seine antibakterielle Wirkung.

ANWENDUNG UND DOSIERUNG

Da die Bärentraube unter Naturschutz steht, verbietet sich die Entnahme aus der Natur. Die getrockneten Bärentraubenblätter sind oft in Nieren- und Blasentees enthalten. Bei Bedarf lassen Sie sich in der Apotheke zu Dosierung und Anwendung von Bärentraubenpräparaten beraten.

Bärlauch

Allium ursinum

Der Bärlauch ist ebenso heilwirksam wie der Knoblauch. Wirkung und Anwendung der beiden Pflanzen sind sehr ähnlich, die Inhaltsstoffe ebenfalls.

INHALTSSTOFFE UND WIRKUNG

Die bedeutsamste medizinische Wirkung und Anwendung des Bärlauchs ist seine heilende Wirkung auf die Blutgefäße. Krankhafte Ablagerungen an den Blutgefäßwänden werden abgebaut, der Cholesterinspiegel wird gesenkt und die Gefäße werden elastischer. So wird der Entstehung von Arteriosklerose vorgebeugt. Damit ist der Bärlauch auch für andere Krankheiten vorbeugend und heilsam, die im Zusammenhang mit der Arteriosklerose stehen. Diese sind z.B. Bluthochdruck, Durchblutungsstörungen, Kopfschmerzen, Gedächtnisstörungen und allgemeine Leistungsschwäche. Auch dem Herzinfarkt und dem Schlaganfall kann man mit Bärlauch vorbeugend entgegenwirken.

Alle Pflanzenteile des Bärlauchs enthalten zahlreiche wirkungsvolle Inhaltsstoffe. Die wichtigsten sind die schwefelhaltigen ätherische Öle. Darüber hinaus enthält der Bärlauch auch scharfe Senfölglykoside und Vitamin C sowie viele Mineralstoffe wie Eisen, Mangan, Magnesium und andere Mineralsalze.

Die Heilwirkungen des Bärlauchs sind ähnlich vielfältig wie die des Knoblauchs. Bärlauch wirkt antibiotisch und entzündungshemmend vor allem bei Grippe und Erkältungskrankheiten. Er ist blutreinigend, harntreibend, schleimlösend, schweißtreibend, krampflösend und appetitanregend.

ANWENDUNG UND DOSIERUNG

So lange der frische Bärlauch verfügbar ist, genießt man am besten die frischen Bärlauchblätter täglich im Salat oder roh als Beilage zu Gemüse.

Bei der Bärlauchernte in der Natur muss man aber auf giftige „Doppelgänger" achten. Besonders das Maiglöckchen ähnelt dem Bärlauch sehr. Aber auch die Herbstzeitlose oder der Aronstab können mit dem Bärlauch verwechselt werden. Im Zweifelsfalle kaufen Sie den Bärlauch frisch auf dem Wochenmarkt oder Sie ziehen die Pflanzen im eigenen Garten. Die Pflanze, bzw. Knollen kann man im Kräuterhandel kaufen.

In Apotheken und Drogerien gibt es das ganze Jahr über auch Bärlauchfrischblatt-Kapseln und Bärlauchpresssaft zu kaufen.

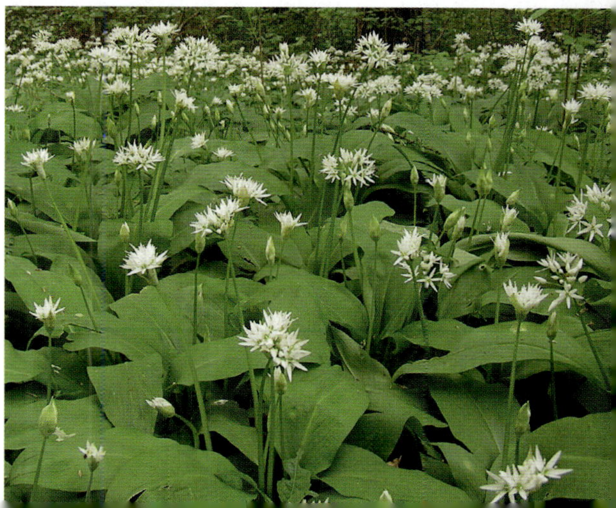

Basilikum

Ocimum basilicum

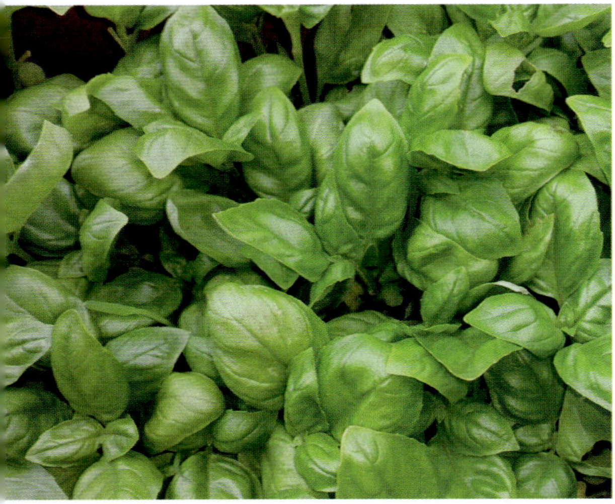

Das Basilikum ist aus der mediterranen Küche nicht wegzudenken. Das aromatische Kraut ist aber nicht nur ein delikates Würzmittel, sondern von alters her eine wirksame Heilpflanze. Basilikum lindert Schmerzen, bekämpft Entzündungen, beruhigt den Magen und kann sogar multiresistente Bakterien zurückdrängen. Darüber hinaus ist das Basilikum ein hervorragender Lieferant für das Vitamin K, Calcium, Eisen und Betacarotin.

Wenn wir vom „Basilikum" sprechen, so meinen wir in der Regel die sortenreiche Art „Ocimum basilicum", die im Mittelmeerraum schon seit über 3000 Jahren kultiviert und gezüchtet wird. Lange Zeit galt die Pflanze nicht als Küchenkraut, sondern vorwiegend als Heil- und mystische Räucherpflanze von Medizinmännern und Druiden.

INHALTSSTOFFE UND WIRKUNG

Basilikum enthält viele Vitalstoffe, Spurenelemente, Mineralien und Vitamine, wie z. B. Mangan, Kupfer und Vitamin C. Medizinisch interessant ist der Gehalt von folgenden Vitalstoffen pro 50 Gramm frischem Basilikum: Es enthält 2,0 mg Betacarotin, was ungefähr der Hälfte der Betacarotinmenge von Karotten entspricht, die an der Spitze der Betacarotin-Lieferanten stehen. Betacarotin dient dem Körper als Rohstoff für die Vitamin-A-Bildung, wirkt somit auch als Antioxidans gegen Entzündungen, hält die Schleimhäute gesund und stärkt unsere Sehkraft.

Das Basilikum ist keine klassische Heilpflanze, da seine Wirkung im Vergleich zu anderen Heilpflanzen nicht so stark ausgeprägt ist. Dennoch ist Basilikum als Heilpflanze medizinisch anerkannt und wird erfolgreich bei Entzündungen, Verdauungsproblemen, bei Magenbeschwerden und depressiven Stimmungsschwankungen eingesetzt. Außerdem wirkt das Kraut auch bei Schlafstörungen, Migräne, Menstruations- und Wechseljahresbeschwerden, Halsschmerzen, Hautkrankheiten und Gelenkschmerzen.

Die Wirkung des Basilikums entspringt vor allem dem ätherischen Öl des Basilikums. Seine Bestandteile sind vor allem Linalool, Citral, Eugenol. Diese wirken entzündungshemmend, antibakteriell, schmerzstillend und krebshemmend. Auch das Cineol steckt im ätherischen Öl des Basilikums. Es wirkt schleimlösend, antibakteriell und hilft gegen Atemwegserkrankungen sowie bei Asthma und Heuschnupfen.

Basilikum wirkt auch gegen multiresistente Bakterien. Da die Entwicklung und Verbreitung von multiresistenten Bakterien stetig zunimmt, werden Alternativen zu den herkömmlichen synthetischen Antibiotika immer wichtiger. Diverse Studien haben gezeigt, dass das ätherische Basilikumöl sogar multiresistente Erreger erfolgreich bekämpfen kann. Mediziner an der „Bulgarian Drug Agency" bewiesen, dass mit ätherischem Basilikumöl die multiresistenten Stämme der Bakterien Staphylococcus, Enterococcus und Pseudomonas bekämpft werden können.

Entzündungen werden meist durch Bakterien verursacht. Basilikum wirkt aber nicht nur antibakteriell, sondern auch entzündungshemmend, was auch bei chronischen Entzündungskrankheiten wie Morbus Crohn, Diabetes, Multiple Sklerose, Arthritis oder Rheuma hilfreich ist. Weitere Studien haben gezeigt, dass Eugenol aus dem Basilikum das entzündungsfördernde Enzym Cylooxygenase eindämmen kann.

ANWENDUNG UND DOSIERUNG

Basilikumöl kann innerlich eingenommen, eingeatmet und auch auf der Haut aufgetragen werden. Ätherische Öle können aber auch hautreizend wirken, daher empfiehlt es sich bei der äußerlichen Anwendung, das ätherische Öl mit Olivenöl zu mischen. Einige Tropfen des Basilikumöls auf 50 ml Olivenöl reichen aus. Auch bei Insektenstichen und vielen Hautausschlägen ist das ätherische Basilikumöl hilfreich. Eine Studie an der Universidad de Cartagena in Spanien zeigte, dass bei Akne die entzündeten Hautstellen mit dem ätherischen Öl besser geheilt wurden als mit Standardmedikamenten.

Die innerliche Anwendung des Basilikumöls empfiehlt sich bei Magen- und Menstruationskrämpfen, Darminfektionen und starken Blähungen. Es wirkt entkrampfend, entzündungshemmend und schmerzlindernd. Bei innerlicher Anwendung sollte grundsätzlich ein Arzt konsultiert werden, der die Dosierung vorgibt. Bei Depressionen und Schlafstörungen kann das Basilikumöl als Aromatherapie in einer Duftlampe wertvolle Hilfe leisten.

Auch der Basilikum-Tee hilft bei Magen- und Darmverstimmung, Blähungen, Schlafstörungen und auch bei Hals-und Rachenentzündungen kann er zum Gurgeln angewandt werden. Die Zubereitung des Tees ist einfach: Übergießen Sie 1 EL frisches Basilikumkraut mit 150 ml kochendem Wasser und lassen Sie den Tee ca. 10 Minuten lang ziehen. Der Tee kann mit 1 TL Bio-Honig gesüßt werden. Bei Bedarf zwei Tassen täglich trinken, aber er sollte nicht dauerhaft getrunken werden. Es empfiehlt sich immer wieder mit anderen Kräutertees abzuwechseln.

EIN TIPP

Achten Sie beim Kauf darauf, dass es sich um ein naturreines, hochwertiges ätherisches Basilikumöl handelt. Am besten kaufen Sie das Öl in einer Apotheke, damit Sie sicher sein können, dass es für die medizinische Behandlung geeignet ist.

Beifuß, Gemeiner

Artemisia vulgaris

Eine starke Heilpflanze ist der gemeine Beifuß (Artemisia vulgaris). Der Beifuß ist bei uns in Mitteleuropa heimisch. Man findet ihn fast überall in der Natur an Waldlichtungen und Wegrändern, an halbschattigen Plätzen und auch auf mageren Wiesen.

Der Beifuß ist bei uns als Heilkraut sowie als Gewürz bekannt. Seine vielfältigen Inhaltsstoffe können vor allem fette Speisen bekömmlicher machen. Die getrockneten Samen können als aromatisches Gewürz für Speisen aller Art eingesetzt werden.

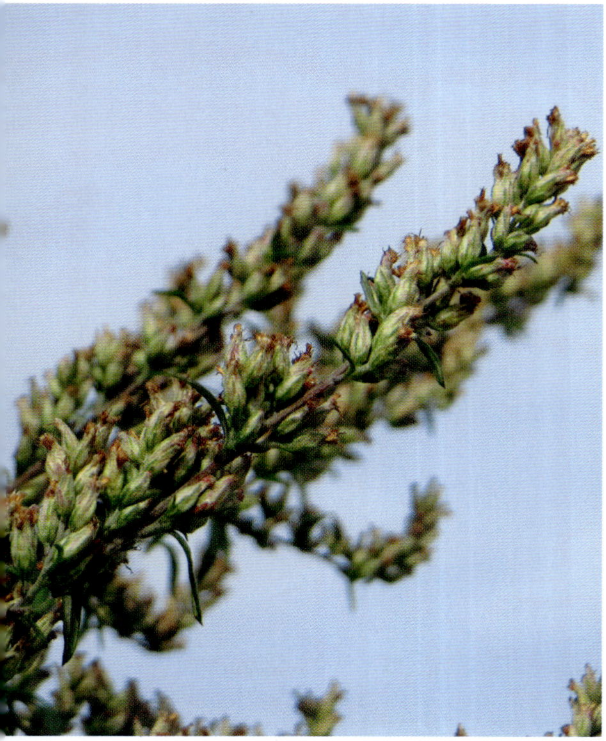

INHALTSSTOFFE UND WIRKUNG

Der Beifuß enthält ätherisches Öl. Die Hauptbestandteile sind Kampfer, Thujon, 1,8-Cineol und Linalool. Außerdem Sesquiterpenlactone wie Vulgarin und Pilostachyin, Flavonoide wie Quercetin und Rutin sowie die Hydroxycumarine Umbelliferon und Aesculetin. Das Öl enthält auch Polyine, Triterpene und Carotinoide. Viele Wirkungen erklären sich durch die Bitter- und Gerbstoffe und die Zusammensetzung des ätherischen Öls (Campher, Thujon, Linalool). Beifuß hat eine antibakterielle, antifungizide (pilzabwehrende), beruhigende, verdauungs- und wehenfördernde Wirkung.

Achtung! Die wehenfördernde Wirkung des Beifuß kann bei schwangeren Frauen auch Frühgeburten auslösen.

EIN REZEPT

BEIFUSS-WEINTINKTUR

Eine magenfreundliche Weintinktur mit Beifuß macht man so:
Eine Handvoll getrocknete Beifußsamenkügelchen in einen Liter guten Weißwein oder Rotwein geben und zehn Tage ziehen lassen, dann durch ein Leinentuch abfiltern und fertig ist die Beifuß-Weintinktur.
Trinken Sie davon ein Schnapsglas voll vor oder nach dem Essen. Das hilft bei der Fettverdauung..

ANWENDUNG UND DOSIERUNG

Beifuß ist hilfreich bei Blähungen, Magen- und Darmerkrankungen, Hämorrhoiden und reguliert den Energiefluss. Beifuß ist vielseitig einsetzbar, aber besonders wirksam ist er bei Beschwerden des Verdauungssystems und bei Frauenleiden. Er hilft bei Blähungen und Gallenleiden, genauso wie bei Menstruationsbeschwerden und Krämpfen.

Beifuß kann man auch frisch aus der Natur (Blätter und junge Samenstände) in Salaten und anderen Speisen verwenden. Man sollte die Pflanze aber sicher bestimmen können. Eine Überdosierung ist nicht zu befürchten.

Es kann im Einzelfall zu leichtem Durchfall kommen. Beifuß gibt es auch als Extrakt, Öl, Tee oder getrocknetes Pulver in der Apotheke mit genauen Anwendungsanleitungen.

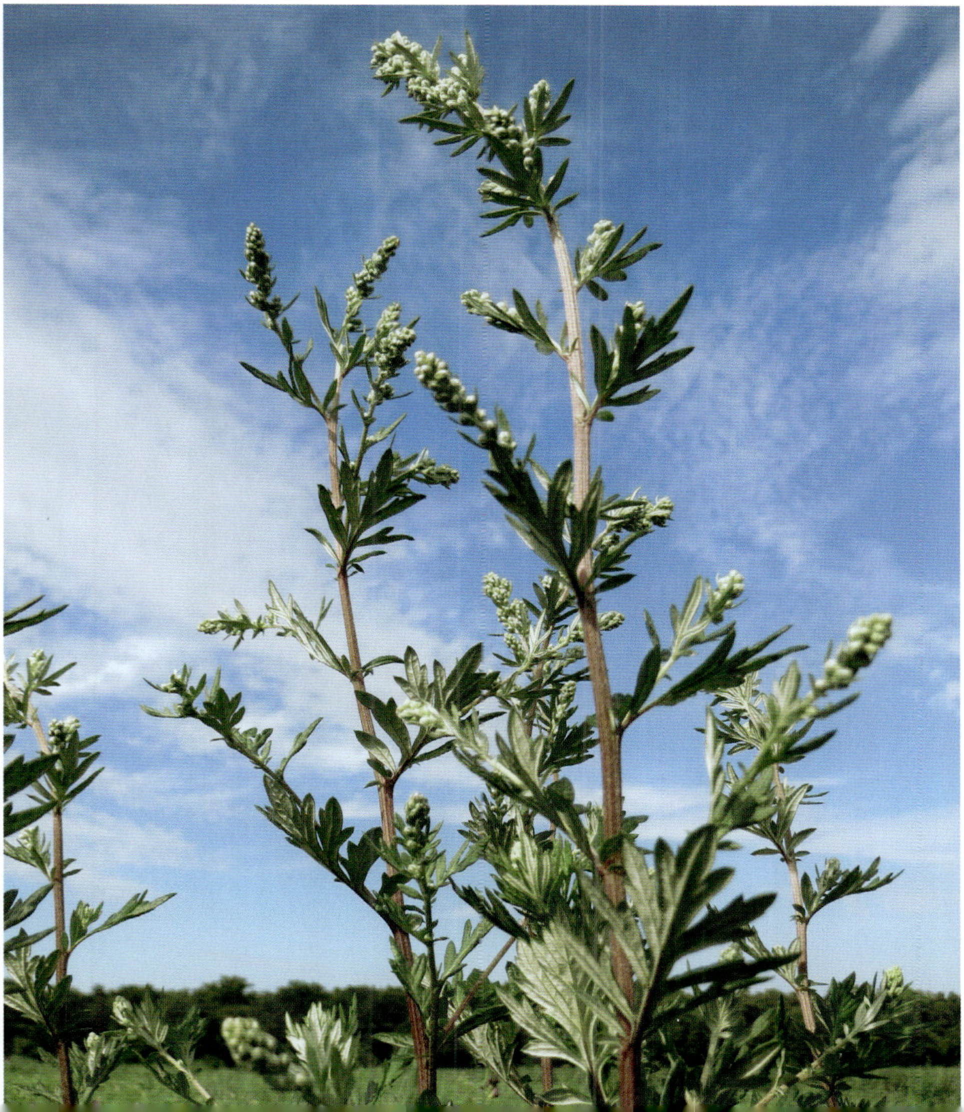

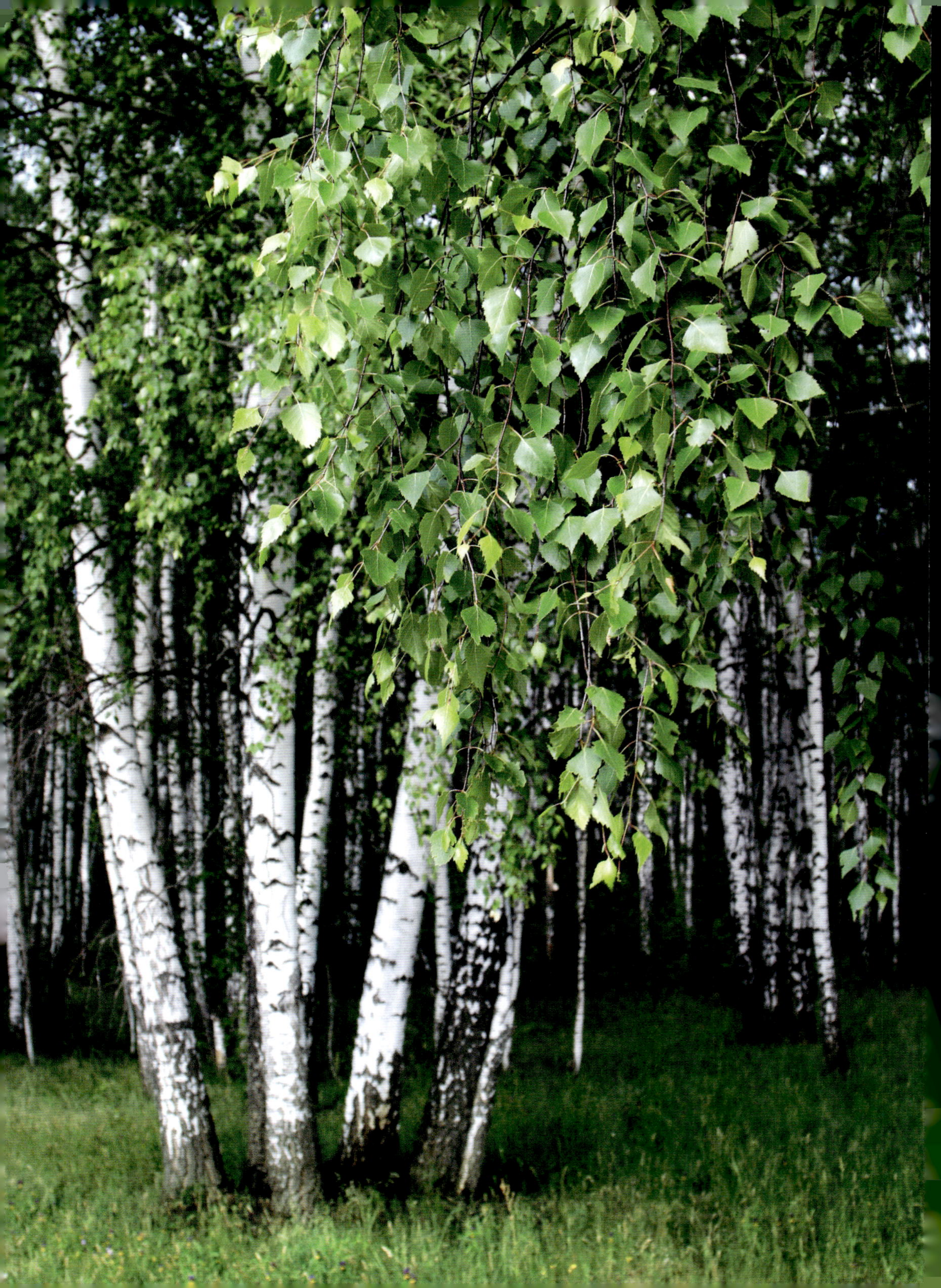

Birke, Birkenblätter

Betula pendula

Medizinisch genutzt werden die Blätter der Birke. Sie wirken besonders gut auf die Nieren, fördern die Nierendurchblutung und Entwässerung über die Harnwege. Birkenblätter enthalten Inhaltsstoffe wie Flavonoide (Hyperosid), Gerbstoffe, Bitterstoffe, ätherische Öle und Vitamin C. Weitere Inhaltsstoffe wie ätherische Öle oder Gerbstoffe verfügen über eine antibakterielle und antimikrobielle Wirkung. Sie bekämpfen krankheitserregende Bakterien, indem sie die Einzeller am Wachstum und an ihrer Vermehrung hindern oder das Eindringen in den Körper erschweren.

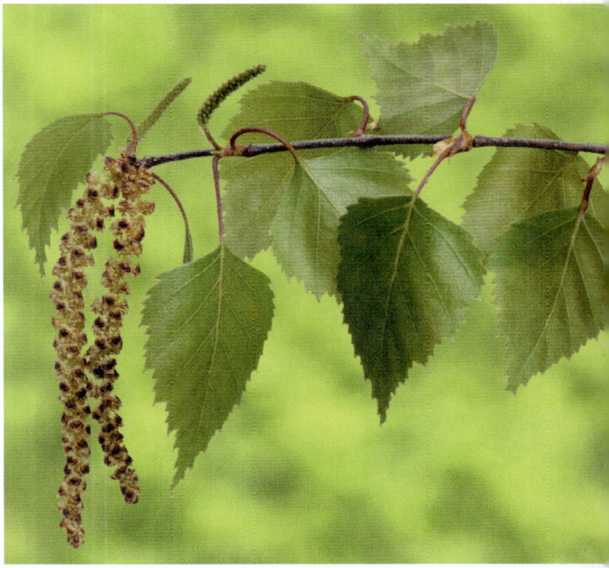

INHALTSSTOFFE UND WIRKUNG

Die ätherischen Öle und Flavonoide haben antibakterielle, beruhigende, entzündungshemmende und durchblutungsfördernde Wirkung. Die enthaltenen Saponine sind wassertreibend und schleimlösend. Sie verflüssigen den Schleim in den Bronchien, der so besser abgehustet werden kann. Die Schleimstoffe lindern Schmerzen und die Gerbstoffe fördern die Wundheilung.

ANWENDUNG UND DOSIERUNG

Birkenblätter können als Tee, oder als Frischpflanzensaft getrunken, oder in Form von Extrakten eingenommen werden. Tee, Saft und Extrakte mit Dosierungsanleitung besorgen Sie sich am besten aus dem Reformhaus oder der Apotheke.

Die wichtigsten Anwendungsgebiete der Birkenblätter sind die Entwässerung des Körpers, die Blutreinigung, die Durchspülung der Harnwege bei bakteriellen und entzündlichen Erkrankungen, die mit Harndrang und Schmerzen beim Wasserlassen einhergehen, die Behandlung rheumatischer Beschwerden und Vermeidung von Nierengries (Nierensteinen).

Bohnenkraut

Satureja

Das Bohnenkraut stammt aus den Regionen rund um das Mittelmeer und ist seit der Antike neben Thymian und auch Oregano bekannt. Den Klöstern ist es zu verdanken, dass ihre Mönche die Pflanze schon im 9. Jahrhundert nach Mitteleuropa gebracht haben. Heute ist das Bohnenkraut weitverbreitet und man zählt rund 30 verschiedene Arten.

INHALTSSTOFFE UND WIRKUNG

Das Bohnenkraut enthält sehr hilfreiche und gesunde Inhaltsstoffe wie Vitamin C und Gerbstoffe, die unsere Schleimhäute schützen und uns bei der Bekämpfung schädlicher Bakterien unterstützen. Seine ätherischen Öle helfen besonders gut bei Grippe, Bronchialkatarrh und anderen Erkrankungen der Atemwege. Deshalb ist das Bohnenkraut auch als vorbeugendes Nahrungsmittel sehr zu empfehlen. Besonders gut passt das Gewürzkraut zu Suppen, Eintöpfen, Kohlrabi und Wurzelgemüse. Die getrockneten oder frischen Zweige werden erst in der Endphase der Zubereitung hinzugegeben, damit die Inhaltsstoffe erhalten bleiben. Die Verwendung sollte aber zurückhaltend sein, da das Kraut eine hohe Würzkraft besitzt.

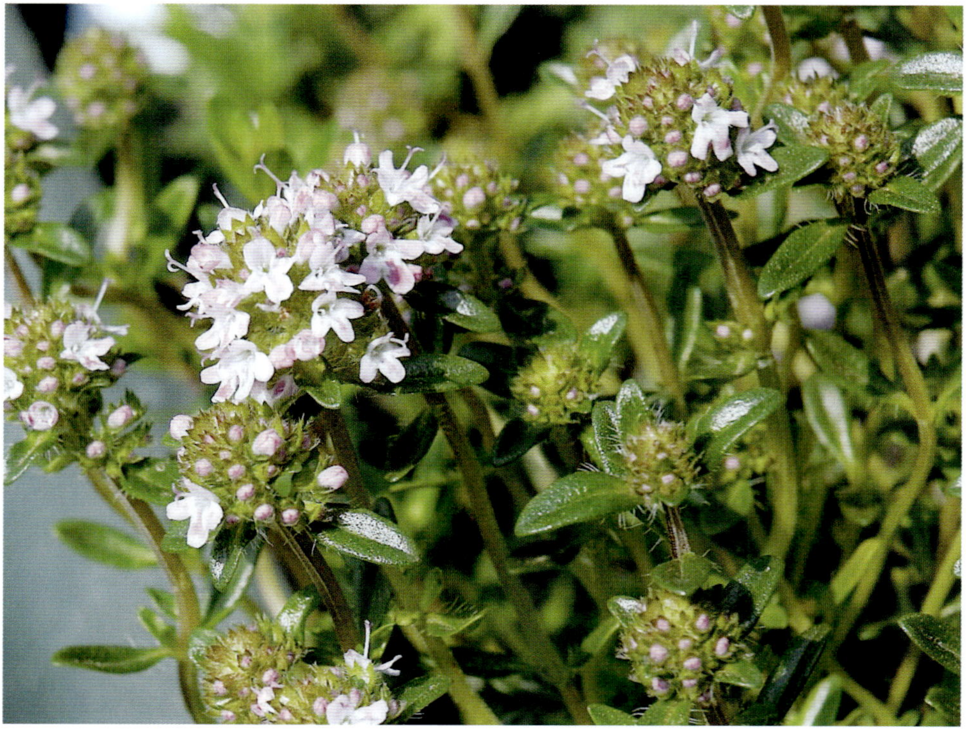

Bohnenkraut gehört nicht zu den anerkannten Heilpflanzen. Doch Wissenschaftler aus Montpellier, Frankreich, haben die Pflanze in einer Studie genau untersucht. Dabei stand die Verwendung von Bohnenkraut-Essenz zur Bakterien- und Pilzbekämpfung im Fokus. Den Vergleich zur Wirkung von Rosmarin, Thymian und Lavendel konnte das Bohnenkraut leicht bestehen, denn es ist diesen Kräutern als Bakterienbekämpfer bei Weitem überlegen. Der Thymian hat im Vergleich zum Bohnenkraut nur etwa 30 Prozent der Wirkung. Der entzündungshemmende Effekt des Bohnenkrauts sowie der positive Einsatz bei Blähungen und Magenverstimmung wird von Medizinern oft beschrieben und die antibakteriellen und antioxidativen Eigenschaften hervorgehoben. Der hohe Anteil an Carvacrol und Thymol scheint die Ursache für die hervorragende Wirkung zu sein.

Bedeutsam wird die Tatsache der antibakteriellen Wirkung des Bohnenkrauts auch im Hinblick auf die Bekämpfung und Vorbeugung von Krankenhauskeimen. Schon vor über 50 Jahren wurde die antibakterielle Wirkung der ätherischen Öle vor allem auf die Raumluft nachgewiesen. Eine Langzeitstudie in der Schweiz, zur Reinhaltung der Innenraumluft und der Hygiene im Betrieb von Lüftungsanlagen mit ätherischen Ölen brachte den Beweis, dass die Einspeisung ätherischer Öle (in diesem Fall von Bohnenkraut) in Lüftungsanlagen tatsächlich antibakteriell und somit luftreinigend wirkt *(Quelle: M.C. Pibiri et al.: Reinhaltung der Innenraumluft und Hygienisierung von Lüftungsanlagen mit ätherischen Ölen in „The international Journal of Aromatherapy, 2006“).*

ANWENDUNG UND DOSIERUNG

Cymol, Thymol und Carvacrol sind die ätherischen Öle des Bohnenkrauts. Sie fördern die Verdauung und wirken sich besonders intensiv auf die Gallen- und Leberfunktion aus. Je nach Geschmack und gewünschter Intensität, lässt sich aus getrocknetem oder frischem Bohnenkraut ein Tee kochen, der gegen Krämpfe hilft und Durchfall bekämpft.

Die Zubereitungsempfehlung für den Tee: 2 Esslöffel getrocknetes und kleingehacktes Bohnenkraut mit einem Liter kochendem Wasser aufbrühen, fünf Minuten ziehen lassen und dann abseihen.

Wer mit dem kalten Tee gurgelt, lindert Halsschmerzen und Hustenreiz. Selbst für die Behandlung von Hautunreinheiten und Insektenstichen kann das Kraut verwendet werden. Dabei wird das Gesicht über ein heißes Dampfbad mit einigen frischen oder getrockneten Zweigen vom Bohnenkraut gehalten, was die Talgproduktion der Haut fördert und ihr hilft, sich zu regenerieren. Auch wenn das Bohnenkraut kein offiziell anerkanntes Heilmittel ist, so wird es doch schon lange in der Volksheilkunde bei Bronchitis, Magen-Darm-Beschwerden, Durchfall, Rheuma und Gicht, Stoffwechselbeschwerden, unreiner Haut und Insektenstichen erfolgreich eingesetzt.

Bohnenkraut kann man als Pflanze im Topf oder im Garten halten. Die Pflanze gibt es im Garten- und Kräuterhandel zu kaufen. In getrockneter Form als Tee oder Küchengewürz gibt es das Bohnenkraut in Drogerien und Reformhäusern.

Brennnessel

Urtica dioica

Auf dem Lande kennt jedes Kind die Brennnessel, die sich überall am Wegesrand und auf den Wiesen ausbreitet und allgemein als Unkraut angesehen wird. Sie ist eine starke Heilpflanze. Schon die alten Griechen und die heilige Hildegard von Bingen hoben besonders die harntreibenden Wirkungen dieser Pflanze hervor.

Die Brennnessel wird bei Problemen der Haut, Muskeln und Gelenke sowie bei übermäßiger Harnsäureablagerung in den Gelenken angewandt, da die Brennnessel bei der Ausscheidung derselben hilfreich ist.

Aufgrund ihrer intensiven Wirkung wird die Brennnessel auch in der Homöopathie bei Hautauschlägen, leichten Verbrennungen und Sonnenbrand angewandt. Als Urtinktur wird sie von Homöopathen bei Rheuma und Gicht eingesetzt.

INHALTSSTOFFE UND WIRKUNG

Die wichtigen Inhaltsstoffe der Pflanze sind Flavonoide, Gerbstoffe, Acetylcholin, Serotonin, Calcium, Eisen, Kieselsäure, Ameisensäure und Chlorophyll. Die Brennhaare der Pflanze enthalten außerdem Amine wie Histamin, Acetylcholin, Ameisen-, Essig- und Buttersäure. Die Wurzeln sind reich an Sterolen, Sterylglucosiden, Lignanen und Gerbstoffen. Weitere Bestandteile sind ätherisches Öl, Vitamine und Carotinoide.

Die Wirk- und Inhaltsstoffe der Brennnessel sind sehr zahlreich: Triterpene wirken besonders antibiotisch (antimikrobiell). Mineralien und Spurenelemente (vor allem Eisen, aber auch Kieselsäure) Vitamine C, B2, K1 (Carotinoide), Flavonoide (Pflanzenfarbstoffe), Organische Säuren, z. B. Kaffeesäure und Pantothensäure sowie Steroide wie P-Sitosterin, Phytosterole und Bitterstoffe

ANWENDUNG UND DOSIERUNG

Zu Heilzwecken werden die frischen oder getrockneten Brennnesselblätter, das getrocknete Kraut und die getrocknete Wurzel der Brennnessel verwendet. Aufgrund der zahlreichen Wirkstoffe besitzt die Brennnessel natürlich auch ein sehr breites Anwendungsspektrum sowohl zur innerlichen als auch äußerlichen Verwendung.

Die hauptsächlichen Anwendungsgebiete der Brennnessel sind: Anregung der Nierentätigkeit zur Ausleitung von Schlacken und Toxinen, z. B. in Form einer Frühjahrskur zur Blut- und Nierenreinigung (auch gemeinsam mit Löwenzahn), als Tee oder als Frischpflanzensaft. Brennnesselblattpulver kann außerdem einfach in Säfte oder Wasser gerührt werden.

Terpene wirken antibiotisch gegen Bakterien und Pilze sowie antioxidativ gegen freie Radikale. Diese werden auch in die Therapie gegen Krebs oder Malaria integriert.

Flavonoide (Pflanzenfarbstoffe) wirken gegen Arterienverkalkung und Herzinfarkt. Organische Säuren zur Stoffwechselaktivierung,

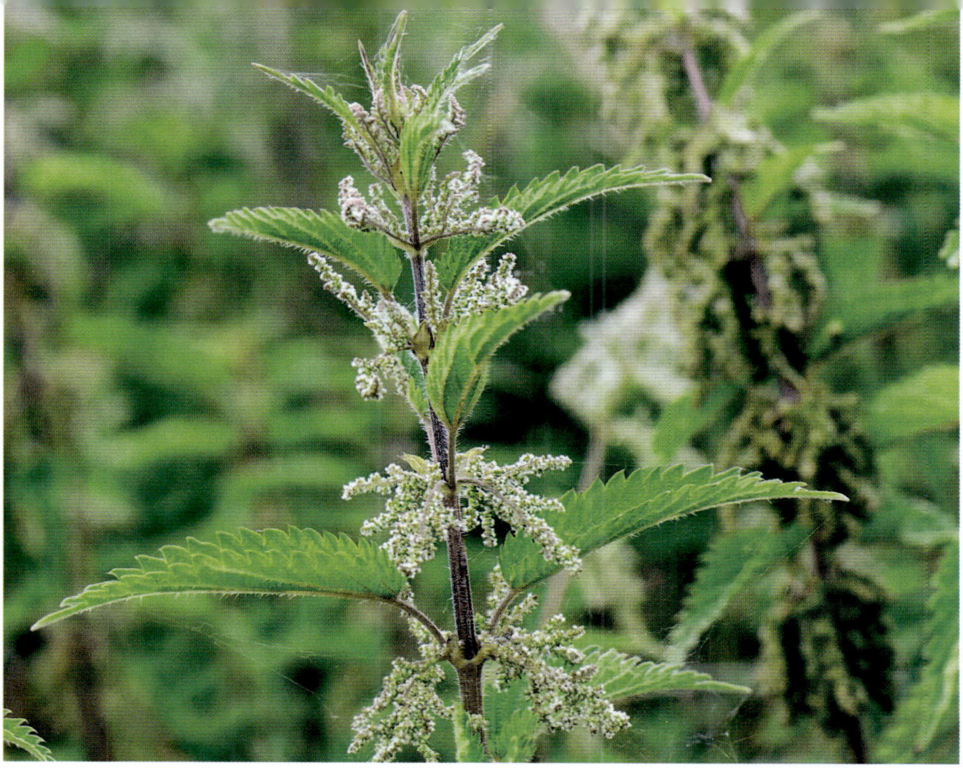

zusammen mit Vitamin C, B2, K1. Steroide wie P-Sitosterin sind wirksam bei gutartiger Prostatavergrößerung. Phytosterole senken den Cholesterinspiegel und Bitterstoffe regen die Gallensekretion an.

Die Zusammenwirkung verschiedener Inhaltsstoffe der Brennnessel hilft zur Verhütung von Nierensteinen, bei Durchblutungsstörungen, bei Leber- und Gallenleiden, Rheumatismus der Muskeln und Gelenke sowie bei Gicht, bei allergischen Hautproblemen, Verdauungsstörungen, Husten und Bronchitis und bei Diabetes durch die blutzuckersenkende Wirkung,

Bei der Anwendung von Brennnesseln sollten täglich mindestens 2,5 Liter stilles Wasser getrunken werden, damit die gelösten Giftstoffe ausgeschwemmt werden und nicht zu lange in den Nieren verbleiben.

In der Anwendung benutzt man frische Brennnesselblätter, die man als Tee, als Gemüsezugabe, im Smoothie oder als Pulverextrakt aus der Apotheke einsetzen kann.

EIN TIPP

Zur vorbeugenden Einnahme empfiehlt sich Brennnesseltee, Brennnesselrohsaft und gedünstetes Brennnesselgemüse kombiniert mit Mangold oder Spinat. Brennnesseln sind auch als pflanzliche Eisenquelle zur Stärkung des Immunsystems und des Blutkreislaufs vorbeugend wirksam. Sie enthalten sehr viel Chlorophyll und sind auch für schwangere Frauen als Rohsaft zu empfehlen.

Chili

Capsicum

Oft hört und liest man, dass auch die scharfen Inhaltsstoffe der Chilischoten antibakteriell wirken. Dies konnte aber bis heute nicht bewiesen werden. Der scharfe Inhaltsstoff Capsaicin wehrt zwar die Fressfeinde der Chili-Pflanze ab, doch in Laborversuchen konnte keine antibiotische Wirkung des Capsaicin festgestellt werden.

Chili kann aber durch seine Schärfe das Immunsystem unterstützen. Das Capsaicin beeinflusst die Nervenzellen, sodass diese „glauben", dass die Schleimhäute verletzt wären. Dies bewirkt im Körper eine stärkere Durchblutung, um einen vermeintlichen Schaden zu reparieren. Diese stärkere Durchblutung fördert die Immunabwehr. Man könnte also die Chilischote als „Pseudo-Antibiotikum" bezeichnen.

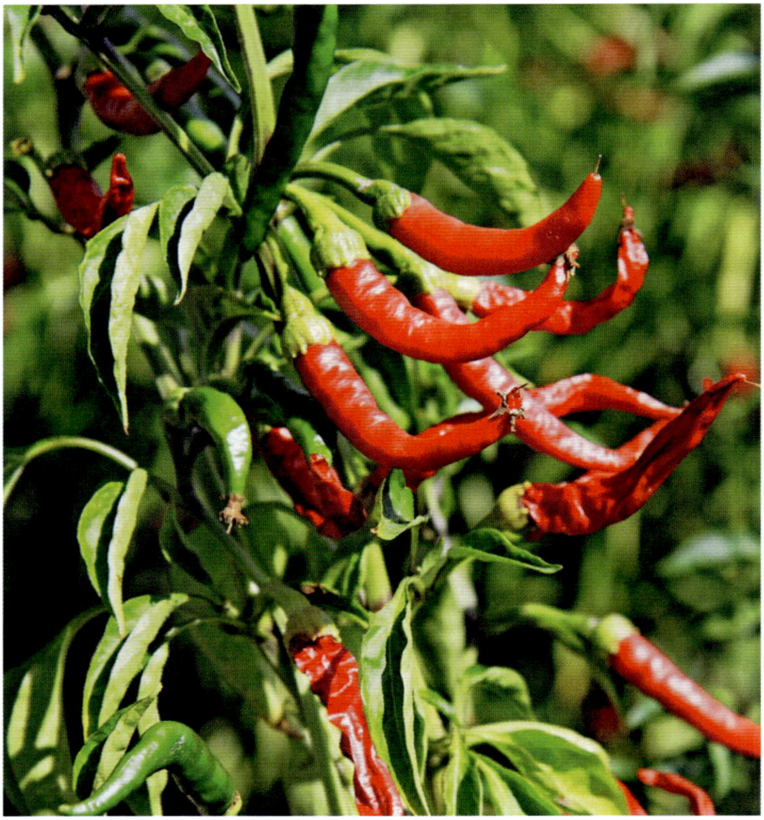

Chili wird oft mit anderen Pflanzen, wie Zwiebeln, Knoblauch, Ingwer oder Meerrettich kombiniert und unterstützt so die Wirkung dieser natürlichen Antibiotika, indem es die Durchblutung fördert und Körpertemperatur leicht erhöht. Es zeigt sich also ein kurzzeitiger Effekt wie bei leichtem Fieber, das bekanntlich auch Bakterien abtötet.

Das Capsaicin der Chilischote ist Wissenschaftlern seit einigen Jahren auch als antioxidative Waffe gegen Krebs bekannt. Eine Studie der britischen Nottingham University zeigte bereits 2007 die krebshemmende Wirkung des Capsaicin, das ganz gezielt gegen krebserregende Stoffe in unserem Körper vorgeht, ohne die gesunden Zellen zu beschädigen. Diese Studie bestätigt die Wirkung von Capsaicin gegen im Labor gezüchtete Krebszellen in der Lunge und in der Bauchspeicheldrüse, die als sehr aggressiv gelten. Dies sind also sehr hoffnungsvolle und bahnbrechende Ergebnisse, die auch erklären könnten, warum die Menschen in Mexiko und Indien, die viel Chili konsumieren, seltener an Krebs erkranken. Bei der britischen Studie fand man heraus, dass das Capsaicin gezielt die Krebszellen angreift und das natürliche Zellsterben auslöst *(Quelle: Dr Timothy Bates, University of Nottingham).*

Selbst bei koronaren Herzkrankheiten wirkt sich die Chilischote positiv aus. Wissenschaftler der Chinesischen Universität von Hongkong testeten die Wirksamkeit von Capsaicin bei Hamstern für eine medizinische Studie. Die Versuchstiere erhielten eine cholesterinreiche Ernährung, um eine der Hauptursachen für Herzerkrankungen bei Menschen nachzuahmen. Anschließend wurden die Tiere mit Capsaicin behandelt. Das Forschungsteam um Studienleiter Prof. Zhen-Yu Chen beobachtete, dass das Capsaicin die Herzgesundheit in zweifacher Weise fördert. Zum einen senkt es die Cholesterinwerte indem es die Aufspaltung im Darm und die Ausscheidung unterstützt, und zum anderen senkt es gezielt das sogenannte „böse" Cholesterin (LDL), das sich in den Blutgefäßen ablagert und so zu Herzinfarkt oder Schlaganfall führen kann.

Es gibt zwar keine wissenschaftlich bewiesenen Erkenntnisse zur Wirkung bei Menschen, aber Erfahrungsberichte vor allem aus südeuropäischen Ländern und Mittelamerika deuten zumindest auf eine vorbeugende positive Wirkung gegen Herzinfarkt und Schlaganfall hin.

Zwar sollten Chilischoten nicht im Übermaß konsumiert werden und sie ersetzen auch nicht die Medikamente bei ernsthaften Herzerkrankungen, doch man kann damit vorbeugend Erkrankungen von Herz und Blutgefäßen entgegen wirken *(Quelle: Prof. Zhen-Yu Chen, Chinesische Universität Hongkong).*

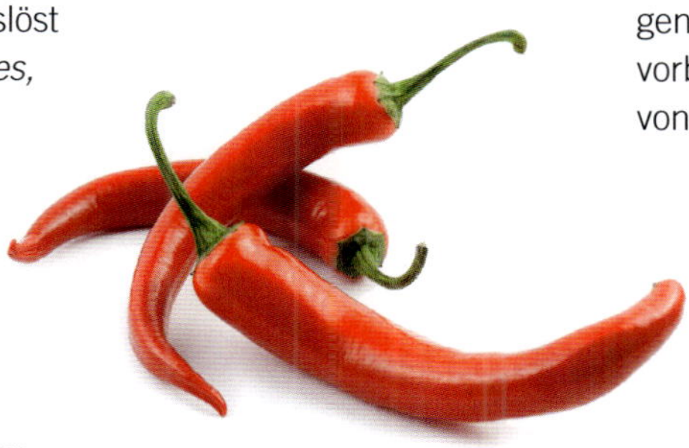

Cranberry

Vaccinium macrocarpon

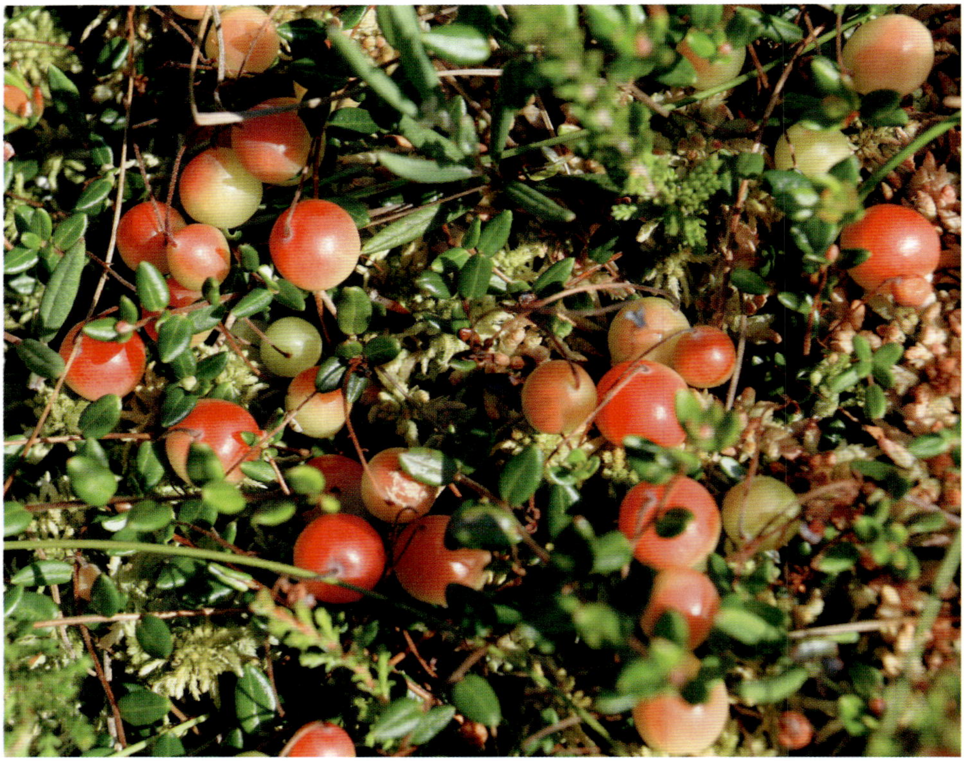

Die Cranberry hat nicht nur heilende Wirkung, sondern ist auch eine gesunde Beilage zu vielen köstlichen Gerichten. In Deutschland wird sie auch Moosbeere oder Kranbeere genannt. Eine echte antibiotische Wirkung haben die Früchte allerdings nicht und sind ebenso, wie die Chilischote, als sehr wirkungsvolles „Pseudoantibiotikum" zu bezeichnen, da sie dabei helfen, die Bakterien aus den Schleimhäuten zu lösen und aus dem Körper auszuleiten.

INHALTSSTOFFE UND WIRKUNG

Die Cranberry enthält viele antioxidativ wirkende Mineralien und Vitamine. Dank ihres hohen Vitamin-C-Gehaltes werden Mangelerscheinungen oft mit Cranberries behandelt.

Die antibakterielle Eigenschaft der Cranberry beruht nicht auf einer zerstörerischen Wirkung auf Keime und Erreger, sondern auf einer Art „Magnetabwehr". Bakterielle Krankheitserreger sind in der Medizin bekannt für ihre anhaftende Klebrigkeit. Sie haften an allen Oberflächen wie z.B. der Mundschleimhaut, der Blasen- und der Darmwand. Dort bilden sie Bakterienfilme und Bakteriennester aus. Diese bekämpfen die Inhaltsstoffe der Cranberry, indem sie die Keime und Erreger aus den Bakterienfilmen herausziehen und mithilfe von Körperflüssigkeiten, wie Speichel und Urin, aus dem Körper befördern. Auch vorbeugend wird so die Bildung von Bakterienfilmen schon in der Entstehung gehemmt. Man kann also durchaus von einer antibiotischen Wirkung sprechen, die noch dazu sehr schonend für den menschlichen Organismus abläuft.

Die Cranberrys vereinen viele Heilkräfte in sich. Neben einem hohen Anteil an Vitaminen weisen sie mit Abstand die meisten Antioxidantien unter allen Früchten auf.

ANWENDUNG UND DOSIERUNG

Cranberries schützen vor Blasenentzündungen und stärken die Immunabwehr gegen viele andere Krankheiten wie Grippe, Bronchitis und Magen-Darm-Krankheiten.

Die in der Cranberry enthaltenen Antioxidantien hemmen auch die Bildung von Krebszellen. In Laborversuchen wurde festgestellt, dass die Antioxidantien auch bestehende Krebszellen bekämpfen und vernichten. So ist eine Unterstützung durch die Inhaltsstoffe der Cranberry also auch bei jeder konventionellen Krebstherapie sehr empfehlenswert.

Viele Menschen sind überzeugt von der Heilwirkung der Beeren und essen die getrockneten Früchte oder trinken Cranberry-Muttersaft zur Vorbeugung. Das tägliche Glas

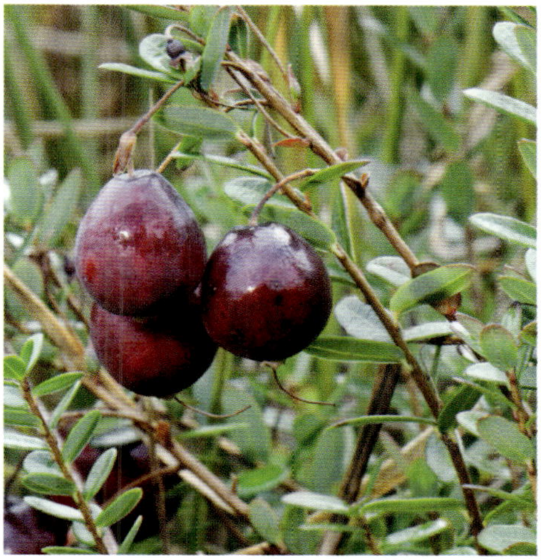

(0,1 Liter) des ziemlich sauer schmeckenden Cranberry-Muttersafts ist ein bewährtes Mittel zur Stärkung der körpereigenen Immunabwehr und der Krebsvorbeugung. In Drogerien und Apotheken sind die getrockneten Beeren, der Cranberry-Muttersaft und auch Cranberry-Extrakt als Kapseln erhältlich, die ebenfalls vorbeugend eingenommen werden können.

HINWEIS

In der Natur werden Sie die Cranberry in Mitteleuropa nur sehr selten antreffen. Sie stammt ursprünglich aus Nordamerika und wurde in Mitteleuropa teilweise in Moorlandschaften angesiedelt. Je nach Standort und Reifegrad ist sie hellrot bis dunkelrot. Wenn man die Pflanze und Ihre Beeren nicht genau bestimmen kann, sollte man sicherheitshalber auf Produkte aus der Apotheke zurückgreifen.

Eiche, Eichenrinde

Quercus cortex

Ein sehr heilsamer medizinischer Wirkstoff der Stieleiche (Quercus robur) ist die Eichenrinde. Die im Frühjahr geerntete und getrocknete Rinde von jungen Zweigen der Eiche enthält vor allem Gerbstoffe und Flavonoide.

INHALTSSTOFFE UND WIRKUNG

Die Gerbstoffe wirken zusammenziehend auf der Haut und im Oberflächengewebe, weil sie die Struktur von Eiweißen im Zellgewebe verändern und so krankes Hautgewebe austrocknen und abdichten. Deshalb hilft die Rinde bei äußerlicher Anwendung sehr gut bei entzündlichen Hauterkrankungen wie Neurodermitis und anderen Hautveränderungen. Die Flavonoide wirken hauptsächlich entzündungshemmend.

Werden die Wirkstoffe der Eichenrinde innerlich eingesetzt, wirken sie nachweislich bei entzündeten Schleimhäuten, z.B. im Mund- und Rachenbereich. Die Gerbstoffe der Eichenrinde dichten die verletzten Blutgefäße und Gewebe ab und bilden einen wirksamen Schutzfilm. Dadurch werden kleine Blutungen gestillt und Wunden verheilen schneller. Dieser Effekt wird durch die Flavonoide zusätzlich durch die antientzündliche Wirkung unterstützt. Gemeinsam entziehen Gerbstoffe und Flavonoide Krankheitserregern, vor allem Viren, den Nährboden, sodass diese sich

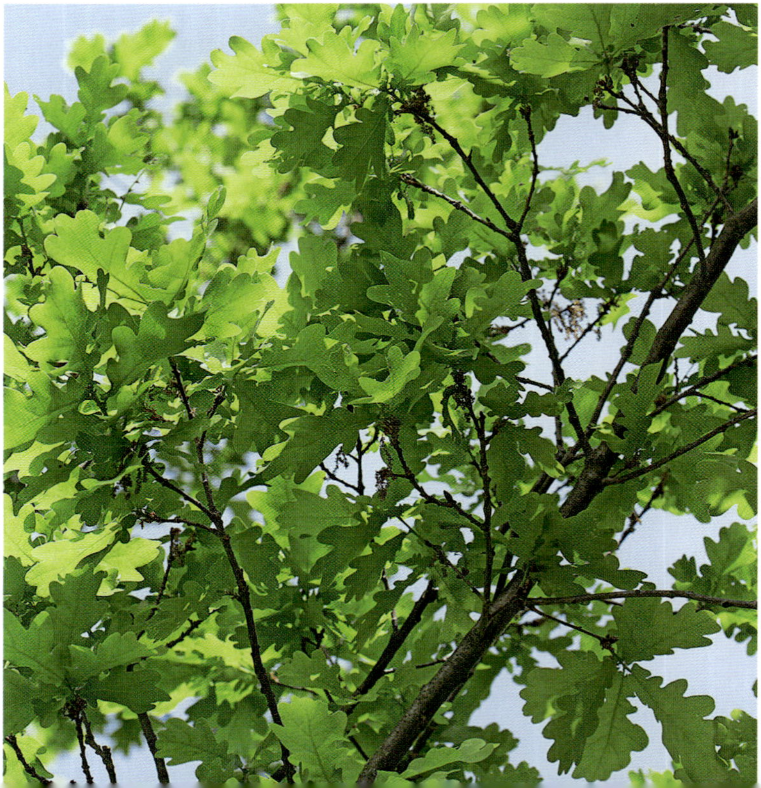

nicht entfalten und das entzündete Gewebe und die Haut sich regenerieren können. Die Gerbstoffe werden durch Flavonoide unterstützt. Vor allem durch das Flavonoid Quercetin, weil ihm der Schutz vor Zellschädigungen (antioxidativer Effekt) zugeschrieben wird.

ANWENDUNG UND DOSIERUNG

In der Volksmedizin wird die Eichenrinde innerlich bei Blut im Stuhlgang, Gebärmutterblutung außerhalb der Regelblutung, dauerhaften Entzündung der Verdauungsorgane und bei Husten mit blutigem Auswurf eingesetzt. Dies sollte aber nur in Absprache mit dem Arzt und nach Abklärung der Ursachen für die Blutungen geschehen.

Äußerlich findet die Eichenrinde traditionell bei blutenden Hämorrhoiden, Krampfadern, Ekzemen und Hautausschlägen ihren Einsatz. Bei entzündeter Schleimhaut legen sich die schützenden Gerbstoffe im ersten Schritt bei örtlicher Anwendung über diese Stelle und dichten sie zunächst ab. Danach können Bakterien Viren und andere Krankheitserreger nur sehr schwer durch diese Schicht dringen, so dass sie absterben.

Auch bei der Anwendung der Eichenrinde bei Durchfall sind es die Gerbstoffe, die hilfreich wirken. Wird die Eichenrinde innerlich, z.B. als Tee angewendet, reagieren die Gerbstoffe im Darm mit Eiweißen und bilden eine unlösliche Verbindung. Dieser Prozess führt dazu, dass sich die Oberfläche des Darms zusammenzieht und verdichtet. Auf diese Weise verhindern die Gerbstoffe auch, dass dem Darm Flüssigkeit entzogen wird. Außerdem überziehen sie entzündete oder verletzte Schleimhautbereiche mit einer „Schutzschicht“, sodass der Darm wieder in sein natürliches Gleichgewicht gebracht wird.

Bisher gibt es nur wenige Fertigpräparate aus Eichenrinde aus der Apotheke zu kaufen, sodass Sie am besten ihre Medizin selbst zubereiten.

ZWEI REZEPTE

Eichenrinden-Tee

Bei Entzündungen im Mund- und Rachenbereich sowie bei Durchfall ist Eichenrinden-Tee hilfreich. Einen halben Teelöffel (ca. 1 g) frische oder getrocknete Eichenrinde von jungen Zweigen mit 150 ml Wasser im einem Topf kurz aufkochen. Seihen Sie die Rinde nach etwa 10 Minuten mit dem Teesieb ab. Bei Durchfall können Sie bis zu drei Tassen Eichenrinden-Tee täglich trinken. Der erkaltete Tee eignet sich auch zum mehrmaligen täglichen Spülen oder Gurgeln bei Entzündungen im Rachenbereich.

Eichenrinden-Vollbad

Bei Hauterkrankungen, Neurodermitis oder Entzündungen im Genital- und Analbereich ist ein Vollbad mit Eichenrinde wirkungsvoll. Für die Herstellung des Badezusatzes benötigen Sie 600 g frische, kleingeschnittene Eichenrinde von jungen Zweigen. Diese mit 6 Liter Wasser in einem großen Kochtopf kurz aufkochen und 10 bis 15 Minuten ziehen lassen. Dann die Rinde abseihen und den Sud in das Vollbad mit rund 120 Litern 36 bis 38 Grad warmes Wasser geben. Etwa 15 Minuten darin baden.

Eisenkraut, Echtes

Verbena officinalis

Bereits bei den Kelten und den Römern war das Eisenkraut als Heilpflanze bekannt, und auch in den mittelalterlichen Klöstern wurde dem Eisenkraut mancherlei Wirkung zugeschrieben und es war auch bei Hildegard von Bingen im Gebrauch. Unter dem Begriff „Eisenkraut“ sind im deutschsprachigen Raum verschiedene Kräuter bekannt. Hier ist aber „Verbena officinalis“, das echte Eisenkraut gemeint.

INHALTSSTOFFE UND WIRKUNG

Jüngere Tests und Untersuchungen haben ergeben, dass in dem Kraut der Pflanze auch antivirale sowie immunstärkende Inhaltsstoffe enthalten sind. Diese Stoffe sind die Flavonoide, Iridoid-Glykoside (Verbenalin, Hastatosid, Dihydrocornin) und Kaffeesäurederivate sowie geringe Mengen von ätherischen Ölen, Triterpenen, als auch Schleim- und Bitterstoffe. Das Verbenalin scheint die wirksamste Substanz dieser Pflanze zu sein. Diesem Stoff wird hauptsächlich die schleimlösende und entzündungshemmende Wirkung zuerkannt. Nach den Ergebnissen aus den Labortests hat das Kaffeesäurederivat Verbascosid offensichtlich antibakterielle Eigenschaften.

ANWENDUNG UND DOSIERUNG

Die Naturheilkunde nutzt das Eisenkraut bei allen Erkältungskrankheiten, Entzündungen der Atemwege, Nasennebenhöhlen-Entzündungen, Bronchitis, Halsschmerzen, Asthma, Rheuma sowie bei Verdauungsstörungen und bei Leber- und Galleerkrankungen. Des Weiteren wird das Eisenkraut auch bei Harnwegs- und Menstruationsbeschwerden empfohlen. Zur äußerlichen Anwendung findet das Kraut bei schlecht heilenden Wunden seine Verwendung.

Da die Pflanze nur relativ kurze Zeit im Sommer in der Natur erscheint und diese für den Unkundigen, je nach Wachstum und Blütenstand, nur sehr schwer erkennbar ist, empfiehlt sich die Verwendung von Eisenkrautextrakt-Produkten und Tees aus der Apotheke. Die Extraktbestandteile des Eisenkrauts hemmen das Wachstum von Influenza A-, Parainfluenza Typ V- und RS-Viren, den drei häufigsten Auslösern von Atemwegsinfekten. Die Einnahme von Eisenkrautextrakten sollten Sie auf jeden Fall mit Ihrem Arzt besprechen, da diese als hochwirksame Medikamente einzustufen sind.

Eisenkraut-Tee hilft bei Bronchitis und allen Atemwegsinfekten. Den Tee bekommt man ebenfalls in Apotheken und Drogerien. Die Zubereitung wird in der Regel auf der Verpackung oder im Beipackzettel erklärt. Mit dem kalten Tee kann man bei Entzündungen des Mund- und Rachenraums auch gurgeln.

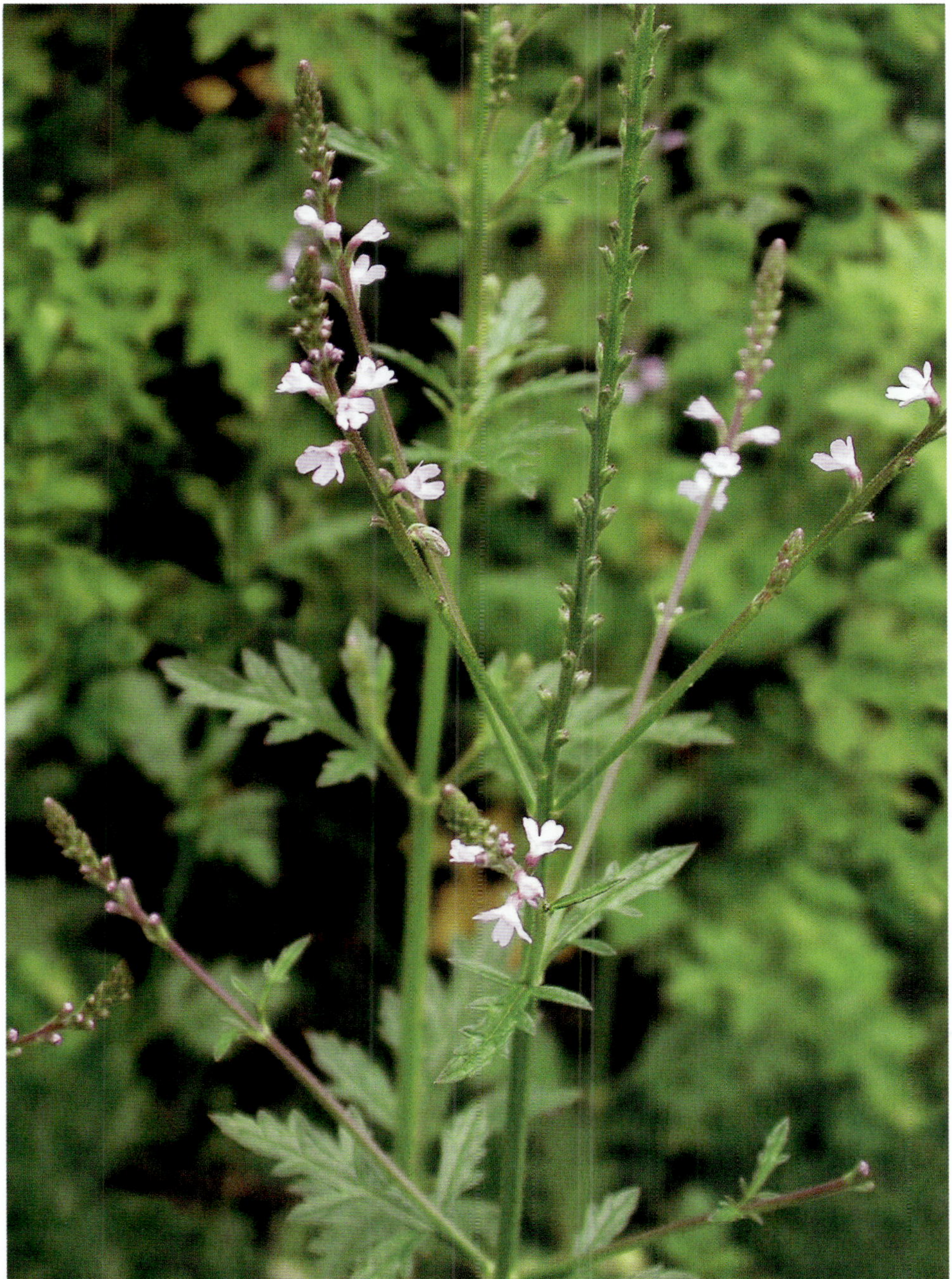

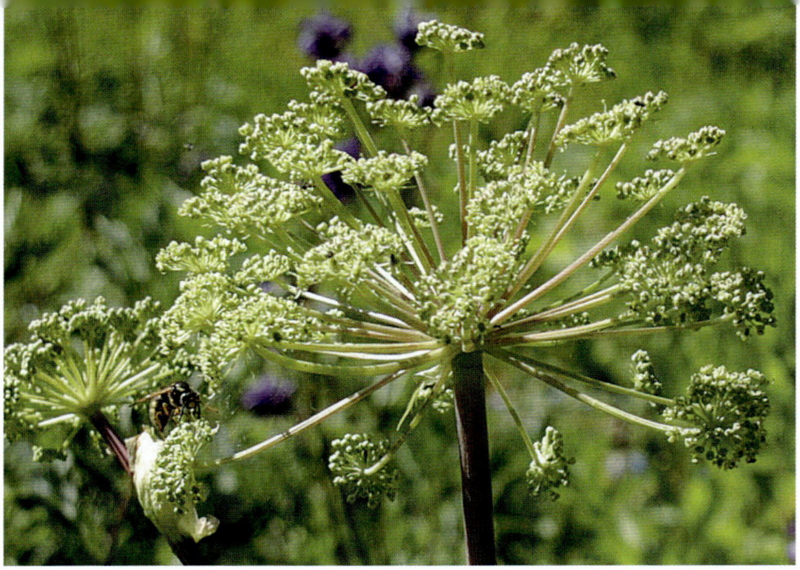

Engelwurz, echte

Angelica archangelica

Die Engelwurz ist in Europa, in Sibirien, im Himalaya und in Nordamerika verbreitet. Sie gehört zu den Doldenblütlern und wächst an feuchten und halbschattigen Standorten. Sie ist als Heilpflanze bereits seit dem Mittelalter bekannt. Damals wurde sie auch gegen die Pest eingesetzt. Es gibt aber keine gesicherten Überlieferungen, ob dies auch erfolgreich war.

INHALTSSTOFFE UND WIRKUNG

Die heilenden Inhaltsstoffe werden vorwiegend aus den Wurzeln gewonnen. Diese enthalten rund 0,35 bis 1,3 % ätherisches Öl (vorwiegend Monoterpene). Die wichtigsten Bestandteile sind Phellandren und Pinen sowie Angelica- und Fumarsäure, Chlorogen- und Kaffeesäure, Harze und Flavanone.

ANWENDUNG UND DOSIERUNG

Die Wirkstoffe der Engelwurz werden gegen Appetitlosigkeit, Magen- und Darmbeschwerden, Völlegefühl und Blähungen eingesetzt. Engelwurz stabilisiert die Darmflora und wirkt antimikrobiell (antibiotisch) gegen schädliche Bakterien im Verdauungstrakt. Außerdem wird das ätherische Öl (Angelicae aetheroleum) aus den Wurzeln innerlich gegen Schlaflosigkeit verordnet und äußerlich gegen Rheuma und Neuralgien angewendet. Engelwurzsalbe wirkt schleimlösend, wärmend und entkrampfend. Deshalb kann sie nicht nur als Erkältungssalbe bei Schnupfen- und Nasenhöhlen-Erkrankungen, sondern auch für die Hautpflege und gegen Rheuma und Muskelkrämpfe eingesetzt werden.

Wenn man die Pflanze in der freien Natur sammeln will, braucht man sehr gute Kenntnisse, um diese von anderen weißen Doldenblütlern zu unterscheiden. Es gibt nämlich sehr viele ähnliche Pflanzen, die sehr giftig sind. Es ist in jedem Fall einfacher und sicherer, sich die Extrakte, Tinkturen oder Tees aus der Apotheke zu besorgen.

Engelwurzprodukte dürfen nicht bei bekannten Magen- und Darmgeschwüren eingesetzt werden. Es empfiehlt sich auch hier immer die Verordnung durch den Arzt.

EIN TIPP

Das ätherische Öl der Engelwurz (Angelicae aetheroleum) eignet sich für die antibakterielle Reinigung der Raumluft durch die Anwendung in einer Duftlampe. Außerdem beruhigt das Öl als Aromatherapie auch die Nerven und hilft bei Schlafstörungen.

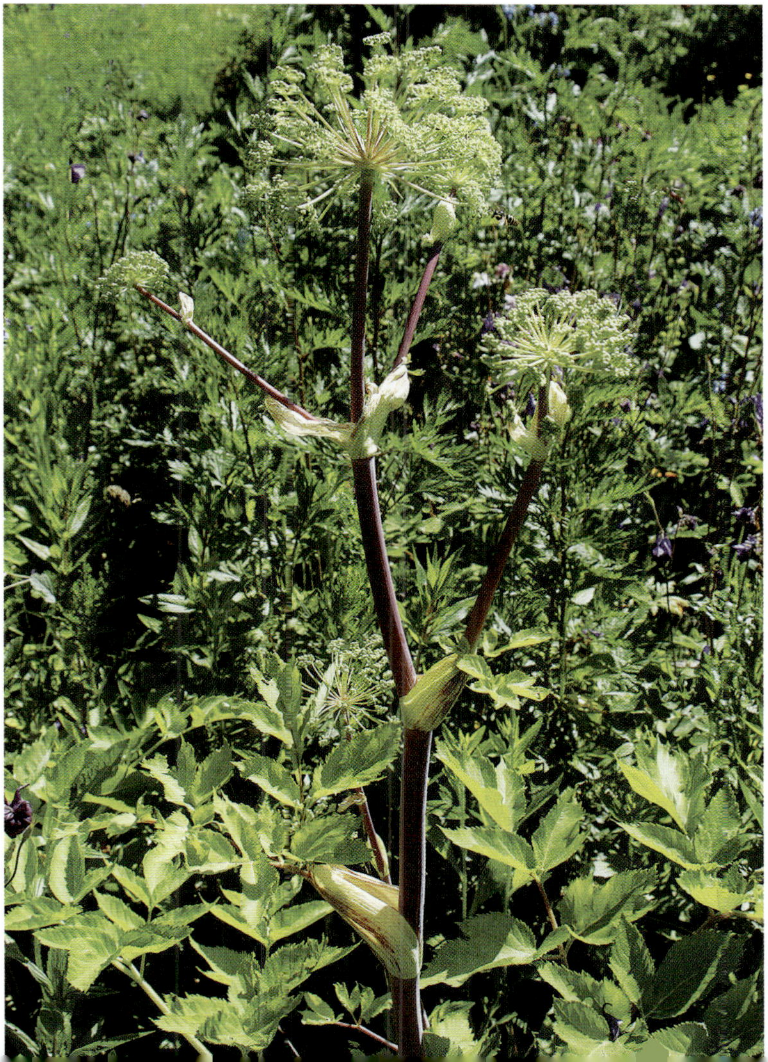

Eukalyptus

Eucalyptus globulus

Von der Eukalyptuspflanze kennt man über 600 verschiedene Arten, die hauptsächlich im australischen Busch und im östlichen Indonesien beheimatet sind. Eukalyptusbäume (Pflanzen, Sträucher) sind meist sehr widerstandsfähig, benötigen nur wenig Wasser, vertragen große Hitze und treiben auch nach Buschbränden wieder neue Blätter und Äste aus.

INHALTSSTOFFE UND WIRKUNG

Medizinisch nutzbar sind nur die Eukalyptusblätter, die vor allem ätherisches Öl enthalten, worin sich Stoffe wie Cineol, Alpha-Pinen und Limonen in hoher Konzentration finden. Außerdem enthalten sie Gerbstoffe und sogenannte Phloroglucin-Verbindungen, wie z.B. Eukalypton. Diese sind vor allem bei Erkältungen und anderen Entzündungen der Atemwege hilfreich. Eukalyptusöl, besonders die Substanz Cineol, löst fest sitzenden Schleim aus den Bronchien und den Nasennebenhöhlen. Zugleich fördert es den Abtransport des Sekrets, wodurch der Schleim leichter abgehustet werden kann. Das Öl wirkt zudem krampflösend, hemmt das Wachstum von Bakterien und hat auf Haut und Schleimhaut einen kühlenden Effekt. Die Inhaltsstoffe wiesen in Studien und in Labortests eine entzündungshemmende und vorbeugende Wirkung auf.

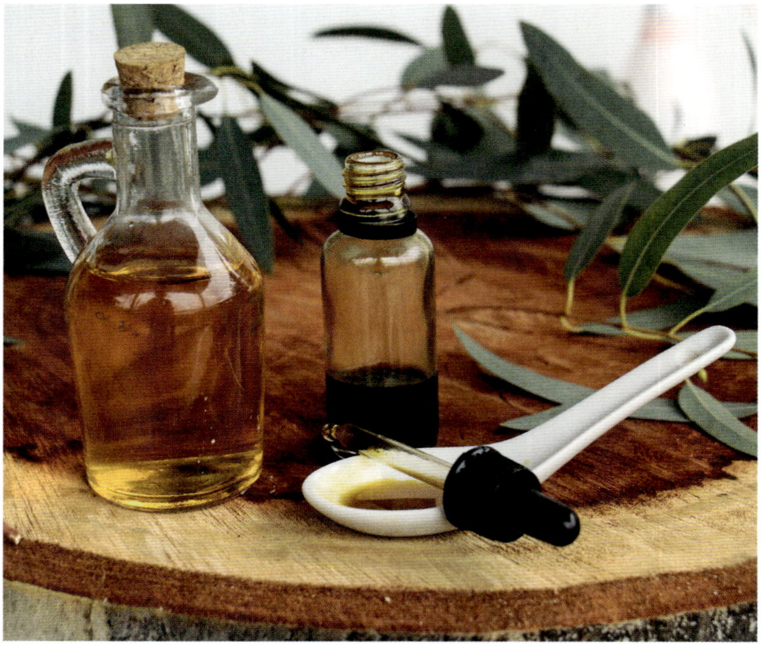

ANWENDUNG UND DOSIERUNG

Bei einer Bronchitis und anderen Erkältungskrankheiten kann man mit Eukalyptus-öl festsitzenden Schleim lösen und eine verstopfte Nase befreien. Das aromatisch riechende Öl können Erkrankte inhalieren, als Hustenbonbon lutschen oder als Kapsel einnehmen.

Eukalyptusöl zeigt auch bei einer akuten Bronchitis sowie bei einer Nasennebenhöhlenentzündung eine sehr gute Wirkung. Eukalyptus befindet sich in vielen Erkältungsbädern und in Balsam zum Einreiben. Das Öl wird oft kombiniert mit anderen ätherischen Ölen, wie z.B. aus Rosmarin, Thymian und Latschenkiefern. Auf der Haut regt Eukalyptusöl die Durchblutung an und wirkt angenehm kühlend. Hilfreich und beliebt sind auch Inhalationsbäder mit Eukalyptusöl. Als Duftöl zur Raumklimatisierung wird ihm auch antimikrobielle Wirkung gegenüber Bakterien in der Luft nachgesagt. Es gibt viele Erfahrungsberichte dies zu bestätigen scheinen.

Ätherische Öle dürfen bei Säuglingen und Kleinkindern nicht im Bereich von Nase und Mund angewendet werden, da dies bei Kindern eine Atemnot bewirken kann. Das Gleiche gilt auch für Asthmapatienten. Das Inhalieren mit ätherischen Ölen ist für sie tabu, da dies einen Asthmaanfall auslösen kann.

Wer eine entzündliche Magen-Darm-Erkrankung, Gallenleiden oder Leberbeschwerden hat, darf Eukalyptus ebenfalls nicht einnehmen ohne seinen Arzt zu fragen.

Eukalyptusöl, -Extrakt, -Balsam und -Hustenbonbons gibt es in allen Apotheken und Drogerien.

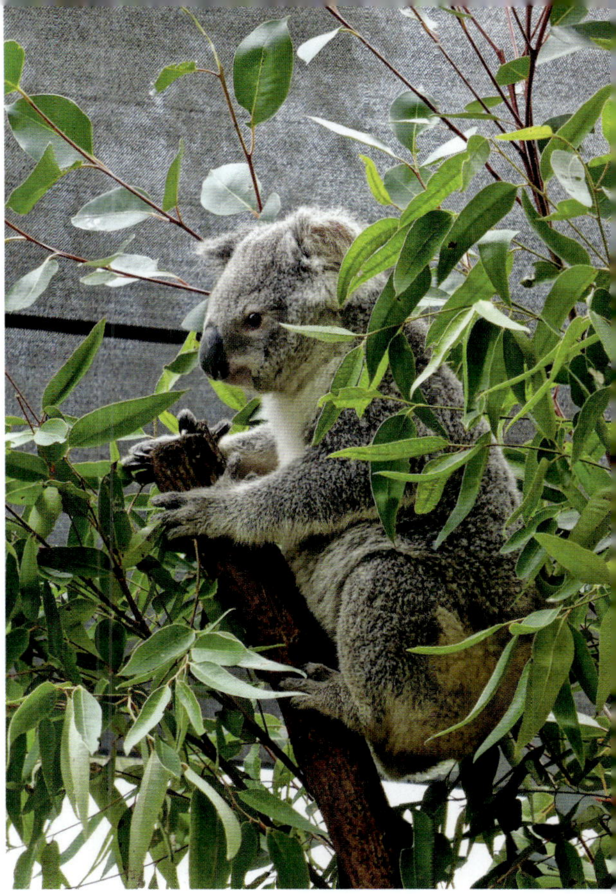

EXKURS

Der Koalabär im australischen Busch ernährt sich fast ausschließlich von bestimmten Eukalyptusarten. Sie benötigen wie die Eukaluyptuspflanzen fast kein Wasser und beziehen ihren Wasserbedarf fast ausschließlich aus dem Eukalyptusblättern. Die Eukalyptusblätter enthalten sehr konzentrierte Inhaltsstoffe und sind für den Menschen giftig. Koalas fressen überwiegend die älteren Blätter, da die Inhaltsstoffe in ihnen weniger konzentriert sind.

Gewürznelke

Syzygium aromaticum

Als Gewürznelken bezeichnet man allgemein die getrockneten Blütenknospen des Gewürznelkenbaumes. Diese haben aber mit den gleichnamigen Blumen nichts gemein, außer dass ihr Duft eine gewisse Ähnlichkeit hat.

Forschungen und Studien von Medizinern an der spanischen Miguel Hernandez Universität in der Stadt Elche ergaben, dass Gewürznelken zu den wirksamsten natürlichen Antioxidantien gehören. Für diese Studien wurden fünf Eigenschaften getestet, die für Antioxidantien typisch sind. Die spanischen Wissenschaftler fanden heraus, dass Gewürznelken viele Phenolverbindungen enthalten, die starke antioxidative, entzündungs- und gerinnungshemmende Wirkungen besitzen und unsere Zellen vor freien Radikalen schützen.

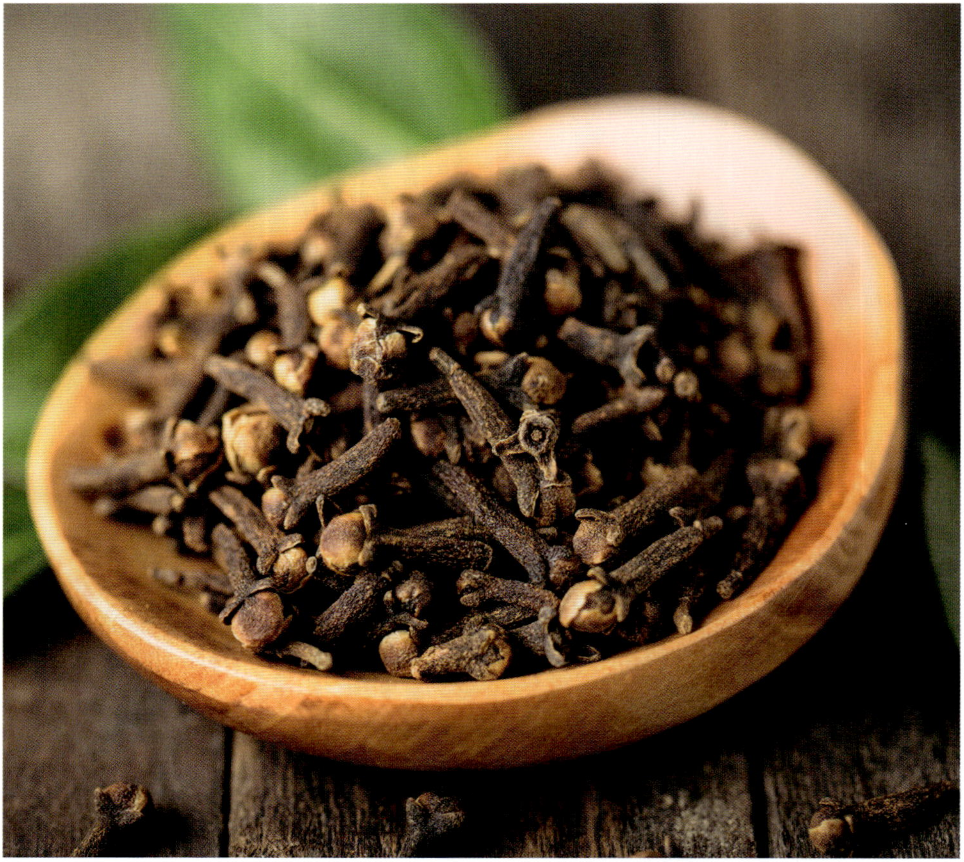

INHALTSSTOFFE UND WIRKUNG

Gewürznelken enthalten zahlreiche gesundheitsfördernde Stoffe. Eine Studie, die im Jahr 1998 im Fachmagazin Pharmacology veröffentlicht wurde, hat beispielsweise auch gezeigt, dass der Inhaltsstoff Eugeniin in Gewürznelken gegen Herpes wirkt.

Der Duft und die keimabwehrende Wirkung der Gewürznelken werden überwiegend durch den Inhaltsstoff Eugenol bestimmt, der antiseptisch und keimtötend wirkt. Wegen der desinfizierenden Wirkung können Gewürznelken bei Entzündungen innerlich und äußerlich eingesetzt werden.

Auch bei der natürlichen biologischen Bekämpfung von Pilzen und Bakterien kommt die Gewürznelke zum Einsatz. Ihre antimikrobielle Wirkung hilft gegen viele unerwünschte Parasiten und Krankheitserreger, wie z.B. bei Candida, dem Schleimhautpilz in Scheide, Darm und Rachenraum. Äußerlich angewendet zeigte sich das Gewürznelkenöl beispielsweise in einer Untersuchung als wirksames Mittel gegen vaginale Candida-Infektionen.

Andere Untersuchungen beweisen die Wirkung des Gewürznelkenöls gegen das Bakterium „Propionibacterium acnes“, das Akne auslöst. Äußerlich angewendet gilt Gewürznelkenöl daher als wirksamer Schutz gegen bakterielle Hautausschläge, Ekzeme und Akne. Außerdem ist die Gewürznelke ein hervorragendes Mittel gegen Mundgeruch, Zahnfleischbluten und Fäulnisbakterien im Mund.

Auch in der Bekämpfung von Herpes haben sich die Inhaltsstoffe der Gewürznelke bewährt. Eine Studie aus dem Jahr 1998 beweist, dass der Inhaltsstoff Eugeniin gegen Herpes sehr wirksam ist.

ANWENDUNG UND DOSIERUNG

Gewürznelken sollten vorbeugend in die tägliche Ernährung aufgenommen werden. Das Gewürz passt hervorragend zu Suppen, Saucen, Fleischgerichten und Gemüse oder auch zu Getränken wie Kräutertee, Glühwein, Weihnachtspunsch und diversen Drinks sowie in Lebkuchen und Weihnachtsplätzchen. Man kann das Gewürz eigentlich nicht überdosieren, aber man sollte schon etwas vorsichtiger damit umgehen. Man kann mit zu viel Gewürznelke das Essen auch ungenießbar machen.

Nicht jedermann mag den Geschmack oder den Duft der Gewürznelken. Wer dennoch die gesundheitsfördernde Wirkung nutzen möchte, kann auch auf Kapseln mit pulverisierten Gewürznelken aus der Apotheke oder Drogerie zurückgreifen. Das Gewürz gibt es pulverisiert oder als getrocknete Blüten auch überall im Lebensmittelhandel.

Ginkgo

Ginkgo biloba

Der Ginkgobaum ist einer der ältesten bekannten Pflanzenarten. Man hat Ginkoblätter in viele Millionen Jahre alten Versteinerungen gefunden. Die Ursprünge des Ginkgo biloba liegen über 250 Millionen Jahre zurück, in einer Zeit, als auf der Erde weder Vögel noch Saurier lebten. Sein fächerartiges, zweigeteiltes Blatt zeigt aber auch kräftige Rillen, die darauf hindeuten, dass sich der Baum aus der Familie der Nadelbäume entwickelt hat.

Der Ginko-Baum ist heute in der Natur nur noch in kleinen Restbeständen in China zu finden. Aber er wird inzwischen wegen seiner Heilkraft auf der ganzen Welt gezüchtet und kultiviert. Er ist die letzte noch lebende Art aus der Gruppe der Ginkgoales, also tatsächlich ein lebendes Fossil.

INHALTSSTOFFE UND WIRKUNG

Die Wirkung des Ginkgo biloba basiert vor allem auf den enthaltenen Flavonoiden, den Bilobaliden und den Ginkgoliden. Die Flavonoide sind auch in vielen anderen Pflanzen enthalten und die Wirkung gut erforscht. Sie gehören zur Gruppe der sekundären Pflanzenstoffe, die nachweislich dem Schutz der Zellmembranen in allen Körperzellen dienen. Die Bilobalide und Ginkgolide sind miteinander verwandt und gehören zur Gruppe der Terpene. Sie sind vor allem in den Blättern enthalten. Diese beiden Wirkstoffe bewahren Zellen vor dem Zelltod und regen neue Zellen zum Wachstum an. Außerdem verbessern sie die Durchblutung. Diese Substanzen sind wahrscheinlich die wichtigsten Wirkstoffe bei der Behandlung von Krankheiten wie zum Bespiel Alzheimer und Altersdemenz.

Außerdem hilft der Ginkgo mit seinen Wirkstoffen nachweislich bei Kopfschmerzen, Tinnitus, Potenzstörungen, Asthma sowie bei Durchblutungsstörungen und Arteriosklerose. Er bietet uns eine Vielfalt an Heilwirkungen, die noch lange nicht alle erforscht sind. Aber dass er hilft, das ist ganz sicher.

Wissenschaftler der Charité-Universitätsmedizin in Berlin haben an Patienten, denen ein Bypass am Herzen implantiert wurde, die vorbeugende Wirkung von Ginkgo-Extrakten gegen Arteriosklerose nachgewiesen. Einer Gruppe zufällig ausgewählter Bypass-Patienten wurde mehrere Wochen anstelle der sonst üblichen Gabe von Statinen zur Senkung des Cholesterins ein Ginkgo-Extrakt verabreicht. Es stellte sich heraus, dass die Ginkgo-Patienten im Vergleich zu den Statin-Patienten

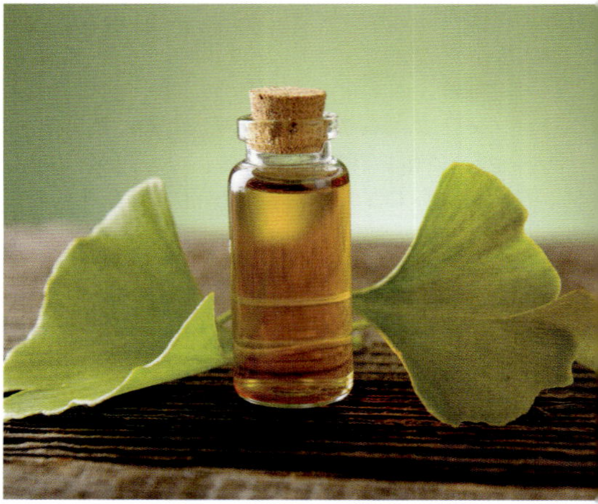

weniger Ablagerungen in den Arterien aufwiesen. Die Wissenschaftler führen das Ergebnis darauf zurück, dass die Wirkstoffe des Ginkgo-Extraktes die Oxidierung des LDL-Cholesterins verringerten. Hier sind es vor allem die Flavonoide, die mit ihrer antioxidativen Kraft der Bildung von Ablagerungen entgegenwirken. Menschen, die blutverdünnende Medikamente einnehmen, sollten vor der Einnahme von Ginkgopräparaten auf jeden Fall mit dem Arzt Rücksprache halten, da der Ginkgo ebenfalls Einfluss auf die Fließeigenschaften des Blutes hat.

Weitere zahlreiche Studien lassen vermuten, dass der Ginko eine kaum überschaubare Vielzahl von speziellen Heilwirkungen zu haben scheint, die hier gar nicht alle beschrieben werden können. Allgemein bekannt ist, dass Ginkgo Biloba antibakteriell, pilzhemmend, antioxidativ (zellschützend), durchblutungsfördernd, neuroprotektiv (nervenschützend), antiallergisch, krebshemmend, verdauungsfördernd und schmerzstillend wirkt.

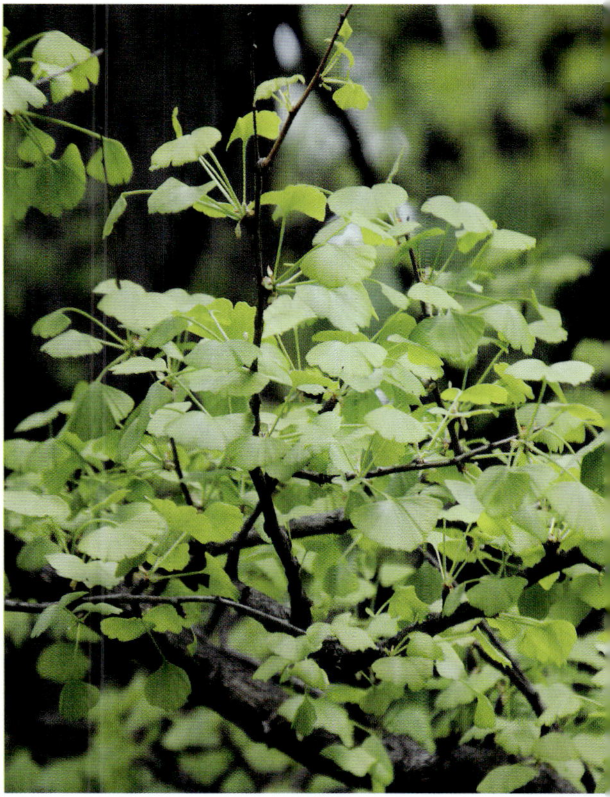

ANWENDUNG UND DOSIERUNG

Die medizinischen Anwendungen des Ginkgo sind sehr vielfältig. In mehreren kontrollierten klinischen Studien konnte die Wirksamkeit von Ginkgo-Extrakten bei der Behandlung von Patienten mit Demenz, Tinnitus und peripheren Durchblutungsstörungen belegt werden. Dazu zählen auch Arteriosklerose und gefäßbedingte Seh- und Hörstörungen. Dabei ist er gut verträglich und hat kaum Nebenwirkungen. Zur Herstellung der Produkte werden überwiegend getrocknete oder frische Ginkgo-Blätter eingesetzt.

Es gibt im Handel eine Vielzahl von Nahrungsergänzungsmitteln, die angeblich Ginko enthalten. Doch dies sind keine Arzneimittel und meist unwirksam. Für die Herstellung eines Arznei-Extraktes aus Gingko-Blättern gibt es genaue Vorschriften, wie viel Prozent der wirksamen Inhaltsstoffe enthalten sein müssen. Auch für die unerwünschte Ginkgol-Säure gibt es eine definierte Obergrenze. Die Anwendung von Gingko-Produkten ist unbedingt mit einem Arzt oder Apotheker zu klären, da es im Einzelfall auch zu Nebenwirkungen und Allergien kommen kann.

Goldrute

Solidago virgaurea

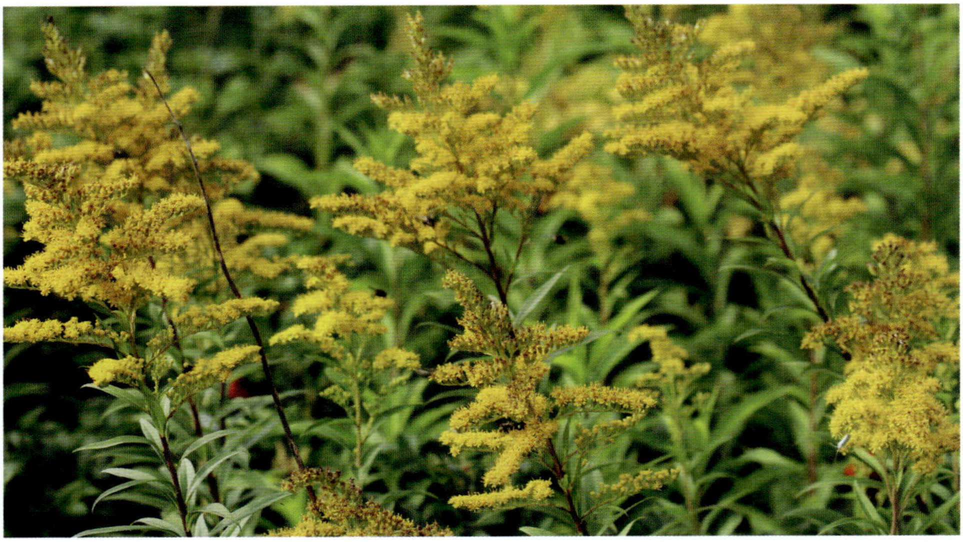

Beheimatet ist die Goldrute im gemäßigten Klima von Europa, Asien und Nordamerika. Die Pflanze wächst auf trockenen und nährstoffarmen Böden genauso wie auf Wiesen und Waldrändern und Waldlichtungen. Schon bei den alten Ägyptern, Babyloniern und Griechen war die Goldrute als Heilpflanze zur Behandlung von Harnwegsinfekten und Blasenentzündungen sowie bei Nierensteinen bekannt. Bei der Goldrute wurde schon lange antibakterielle, harntreibende, krampflösende und antientzündliche Wirkung nachgewiesen.

INHALTSSTOFFE UND WIRKUNG

Von der Goldrute werden die oberen die Blüten, die Blätter und die Stängel verwendet. Bei Harnwegsentzündungen wird die Pflanze als Tee oder in Form von Fertigpräparaten mit harntreibender Wirkung eingenommen.

Die in der Goldrute enthaltenen Wirkstoffe sind Catechingerbstoffe, Flavonoide, Irioide, Kaffeesäurederivate, Phenolglykoside (u. a. Leiocarposid, Virgaureosid), Polysaccharide und Triterpensaponine sowie Bitterstoffe und ätherische Öle. Die ätherischen Öle oder Gerbstoffe sine antibakteriell und antimikrobiell wirksam. Sie bekämpfen die Bakterien, indem sie diese im Wachstum und in der Vermehrung hemmen. Vor allem durch die Zusammenwirkung der Inhaltsstoffe ergibt sich eine entzündungshemmende, wundheilende, schmerzlindernde und harntreibende Medizin. Sogar das Bundesinstitut für Arzneimittel und Medizinprodukte und auch der Europäische Dachverband der nationalen

Gesellschaften für Phytotherapie empfehlen die Anwendung bei entzündlichen Erkrankungen der Harnwege und bei Beschwerden einer Reizblase.

ANWENDUNG UND DOSIERUNG

Die innerliche Anwendung von Goldrutenpräparaten ergibt sich meist bei rheumatischen Beschwerden, Gicht, Hämorrhoiden, Prostatavergrößerung, Erkrankungen der Atemwege wie Asthma, Keuchhusten und Tuberkulose.

Die äußerliche Verwendung findet das Goldrutenkraut bei Entzündungen im Mund- und Rachenraum, bei Zahngeschwüren sowie bei eiternden Wunden.
In der Apotheke werden viele Fertigpräparate aus der Goldrute, wie das getrocknete Kraut und die Blätter für Tee-Zubereitungen, Tinkturen, Tabletten, Kapseln oder Tropfen angeboten.

Eine Verordnung durch den Arzt ist aber auch bei diesen starken Wirkstoffen dringend angezeigt, schon um negative Wechselwirkungen mit anderen Medikamenten zu vermeiden. Bei Ödemen infolge eingeschränkter Herz- oder Nierentätigkeit sollte von einer Therapie mit Goldrute abgesehen werden.

Honig

Bienenhonig

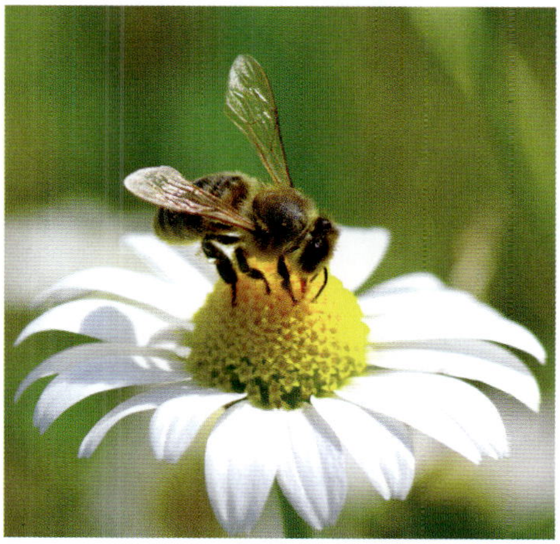

Der Honig ist zwar keine antibiotische Heilpflanze, aber ein Naturheilmittel, das die Honigbienen aus Pflanzenstoffen produzieren und mit zusätzlichen Enzymen anreichern. Er ist also ein fertiges Pflanzenprodukt, das die Bienen uns frei Haus liefern. Der Honig der Honigbiene (Apis) ist ein reines Naturprodukt und älter als Menschen gedenken.

Naturforscher fanden im Eckfelder Maar in der Eifel versteinerte Fossilien der Honigbiene, deren Alter man auf rund 45 Millionen Jahre taxiert. Andere Zeugnisse belegen, dass bereits vor 7000 Jahren Honigbienen in hohlen Baumstämmen von Menschen gehalten wurden. Im alten Ägypten war Honig als Speise der Götter den Pharaonen vorbehalten. Seine heilende Wirkung wurde aber erst sehr viel später erkannt. Doch noch immer wird diese von manchen Medizinern in Frage gestellt und wissenschaftliche Studien angestellt. Die Ergebnisse der Studien sind oft widersprüchlich, denn längst nicht jeder Honig verfügt tatsächlich über eine Heilwirkung.

In der konventionellen „Bienenzucht" und Imkerei werden oft auch chemische Mittel eingesetzt, um die Bienenvölker „gesund" zu halten und um den Ertrag zu steigern wird auch billiger Raffineriezucker „zugefüttert", was die Qualität des Honigs natürlich deutlich mindert. Dies ist in der Bio-Imkerei nicht erlaubt, weshalb sich für medizinische Zwecke nur der Bio-Honig empfiehlt.

Der Honig der Bienen wird überwiegend aus dem zuckerhaltigen Nektar der Blütenpflanzen produziert, der natürlich auch viele pflanzliche Sekundärstoffe enthält. Je nach den regionalen Gegebenheiten und Pflanzen sind die Inhaltsstoffe und deren Anteile eines Honigs aber verschieden.

INHALTSSTOFFE UND WIRKUNG

Honig wurde von alters her als Stärkungsmittel bei Krankheiten eingesetzt und die medizinische Wirkung bei vielen Erkrankungen und zur Wundheilung geschätzt, auch wenn man nicht wusste, wodurch die Heilwirkung zustande kam. Heute weiß man, dass seine antibakteriellen, antimykotischen (Pilz abwehrend) und antioxidativen Eigenschaften vor allem durch seine Inhaltsstoffe wirken. Doch bereits im unreifen Honig findet ein wichtiger Prozess, nämlich die Bildung geringer Mengen von Wasserstoffperoxid durch den Zusatz eines Enzyms, über den Bienenspeichel statt. In diesen sehr geringen Mengen entfaltet das Wasserstoffperoxid eine starke antibakterielle Wirkung. Während des Reifeprozesses des Honigs reduziert sich der Wassergehalt durch Verdunstung. Im reifen Honig sorgt dann die hohe Konzentration des Zuckers dafür, dass Bakterien, Pilze und andere Parasiten absterben, da der Zucker das überschüssige Wasser bindet. Ohne Wasser können auch Mikroorganismen nicht überleben.

Darüber hinaus finden sich natürlich im Honig sekundäre Pflanzenstoffe, die das bakterielle Wachstum behindern. Die heilende und antioxidative Wirkung verdankt der Honig vor allem den Polyphenolen und Flavonoiden.

ANWENDUNG UND DOSIERUNG

Krankheiten werden hauptsächlich von Bakterien, Pilzen sowie einem hohen Anteil an freien Radikalen im Körper ausgelöst. Der Honig, mit seiner antibakteriellen, antimykotischen und antioxidativen Wirkung, kann gegen viele entzündliche Krankheiten helfen. Schon seit Jahrhunderten hat sich die Anwendung von Honig bei kleinen Wunden, Halsentzündungen, Hautausschlägen sowie bei Magen-Darm-Beschwerden bewährt.

Der Einsatz und die Wirkung von Honig gegen Husten bei einer Bronchitis ist weitgehend bekannt und ein beliebtes Mittel der Volksmedizin. In Nigeria wurde 2014 eine Studie durchgeführt, bei der der Husten von Kindern mit Honig behandelt wurde. Das Ergebnis zeigte, dass der Honig ebenso gut wirkte wie ein international anerkanntes und beliebtes Hustenmittel.

Hautveränderung, Ausschläge, Schuppen, Ekzeme und Ähnliches kann man gut mit Honig behandeln, indem man etwas Honig auf die betroffenen Stellen gibt und mehrere Stunden einwirken lässt.

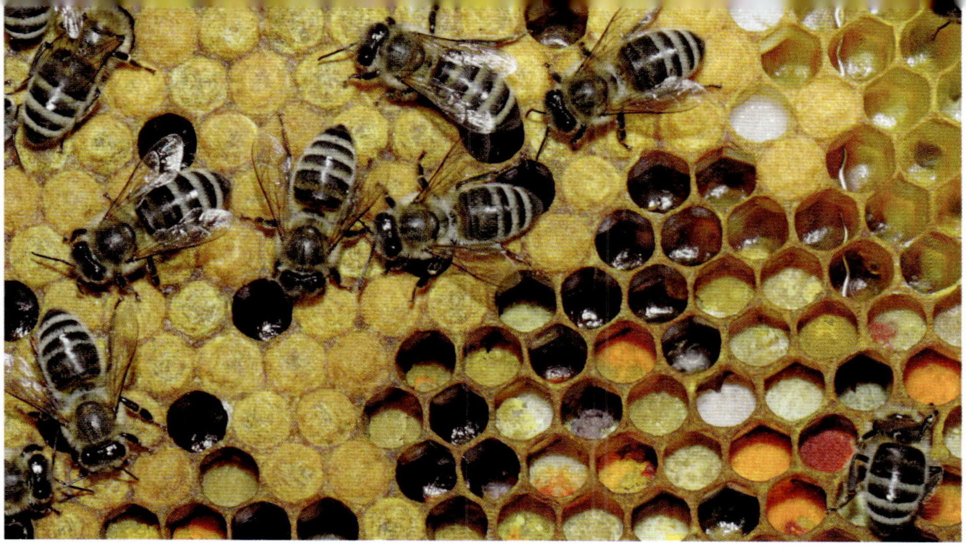

Die Behandlung kann täglich wiederholt werden. Nach spätestens fünf Tagen sollte eine deutliche Besserung eintreten.

Eine Studie von Medizinern an der Universität Kairo untersuchte die Wirkung von Honig auf Magen-Darm-Infekte bei Kindern mit dem Ergebnis, dass der Honig den Krankheitsverlauf verkürzte und zu einer schnelleren Regeneration und Normalisierung des Körpergewichtes der Kinder führte.

EIN TIPP

Auf den ersten Blick scheint Honig eine heilsame Süßigkeit zu sein, doch er ist kein Lebensmittel, das man ständig in größeren Mengen einnehmen sollte. Zuviel des guten Honigs kann Karies verursachen, die Darmflora ruinieren, die Bauchspeicheldrüse belasten und zu Übergewicht führen.
Mehr als drei Teelöffel Honig am Tag sollte man nicht konsumieren. Kinder maximal zwei Teelöffel.

ACHTUNG! HONIG NICHT FÜR SÄUGLINGE!

Babys bis zum zwölften Monat sollte man keinen Honig geben. Trotz der vielen gesundheitlichen Vorteile ist Honig für Säuglinge ungeeignet und gänzlich zu meiden! Der Grund dafür ist das Bakterium „Clostridium botulinum“, dessen Sporen unbemerkt in den Honig gelangen können. Diese Sporen können beim Auskeimen ein muskellähmendes Gift produzieren.

Für größere Kinder und Erwachsene sind diese Sporen ungefährlich, denn eine halbwegs stabile Darmflora kann das Auskeimen der Sporen verhindern.

Bei Säuglingen ist das noch nicht der Fall, denn deren Darmflora ist noch nicht ausreichend entwickelt, sodass die Sporen ihr Gift produzieren können. Dieses Gift kann bei einem Säugling zu Lähmungen der Atem- und Schluckmuskulatur und auch zum Tode führen.

Ingwer

Zingiber officinale

Eines der wirkungsvollsten und vielseitigsten natürlichen Antibiotika ist der Ingwer. Er ist eine Pflanze aus der Gattung der Ingwergewächse und wird auch als Gewürz in der Küche verwendet. Die Ingwerwurzel (Knolle bzw. Rhizom) besitzt aber auch viele Heilwirkungen und wird seit Jahrtausenden in der Traditionellen Chinesischen Medizin (TCM) eingesetzt. Die positiven Effekte auf den menschlichen Körper wurden durch viele medizinische Studien von Wissenschaftlern in der ganzen Welt bestätigt. Eine der jüngeren Studien an der Universität Sidney, Australien hat im Jahr 2012 die weitreichenden Einsatzmöglichkeiten bestätigt (University of Sidney: Analysis by colleagues in the University's Faculty of Pharmacy, Dr. Colin Duke and Dr. Van Tran, 2012). Diese Studie beweist auch, dass die im Ingwer enthaltenen Stoffe, die Gingerole, die Glukoseaufnahme der Muskeln fördern. Davon profitieren auch Sportler und Diabetes-Patienten, weil die Glukose effizienter vom Körper verarbeitet wird und ihr Blutzuckerspiegel sinkt.

Eine weitere Studie der Deutschen Krebshilfe belegt eindeutig, dass die Nebenwirkungen einer Chemotherapie durch zusätzliche Einnahme von Ingwer deutlich reduziert werden können. Somit werden auch Übelkeit und Appetitlosigkeit reduziert und die Patienten kommen leichter wieder zu Kräften und können die Chemotherapie besser überstehen.

Einige Mediziner glauben sogar, dass der Ingwer auch Alzheimer vorbeugen kann. Der Grund dafür sind die enthaltenen Polyphenole, die sich auch in Grüntee, Kurkuma oder Rotwein finden. Diese sind entzündungshemmend und verhindern die Bildung der Beta-Amyloid-Plaque (Verkalkung), die auch die Verbindung der Nervenzellen zum Gehirn schädigt und somit Alzheimer auslösen kann.

INHALTSSTOFFE UND WIRKUNG

Für die antibakterielle, entzündungshemmende und schmerzlindernde Wirkung des Ingwers sind wahrscheinlich die Gingerole und Shoagole verantwortlich. Ihr Anteil in der Knolle beträgt rund drei Prozent, was für einen Pflanzenstoffanteil ein sehr hoher Wert ist. Die Stoffe Shoagole und Galanolacton blockieren vermutlich Brechreiz und Übelkeit, was bei vielen Therapien unterstützend genutzt werden kann. Weiterhin enthält der Ingwer sogenannte Scharfstoffe wie Zingiberen und Zingiberol, deren Wirkung bis heute noch nicht endgültig erforscht wurde. Man vermutet, dass auch diese antibiotische und entzündungshemmende Wirkung haben.

Ingwer enthält auch Cineol, dieses gehört zu den Limonenoxiden und kommt auch in Eukalyptus oder Minze vor. Es wirkt nachweislich lindernd bei Asthma und anderen Atemwegserkrankungen.

Die frische Ingwerknolle enthält sehr viel Vitamin C und unterstützt damit die Immunabwehr und die Aufnahme von Eisen aus der Nahrung im Dünndarm. Weiterhin enthält Ingwer auch wichtige Mineralien wie Calcium, Eisen, Kalium, Natrium und Phosphor.

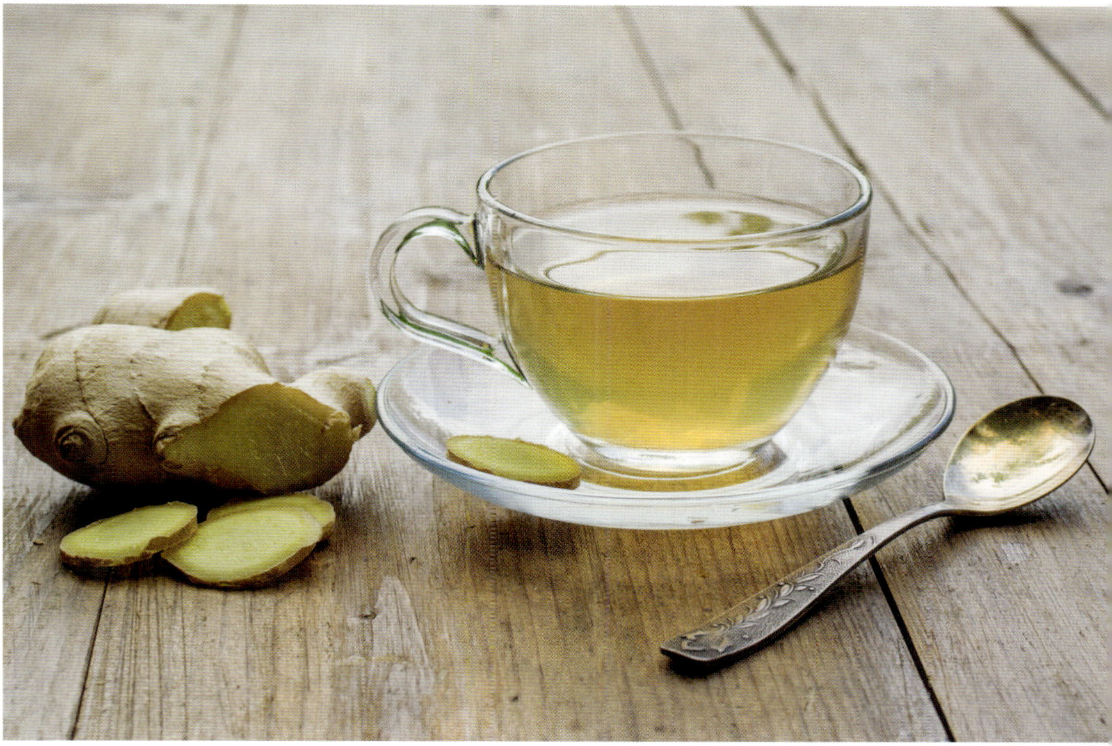

Als Zutat in einem Kräutertee hilft der Ingwer bei allen Erkältungskrankheiten und wirkt unterstützend gegen virale oder bakterielle Infekte. Ingwer ist auch ein wirkungsvolles Schmerzmittel bei muskulären Leiden sowie Arthrose und Rheuma. Er fördert den Stoffwechsel, senkt den Blutzuckerspiegel und steigert die Gallensäureproduktion.

ANWENDUNG UND DOSIERUNG

Zur Vorbeugung gegen Muskelkater oder zur Unterstützung einer Diät eignen sich Ingwerkapseln, Ingwerpulver oder Stücke und für Tee-Aufgüsse von einer frischen Knolle. Einnahme über längere Zeit ist empfehlenswert, damit sich die gewünschten Effekte einstellen. Als Dosierung sind zwei bis vier Gramm getrockneter Ingwer oder 30 bis zu 500 Milligramm Ingwerextrakt zu empfehlen. Ingwerextrakt als Kapseln ist dementsprechend einzunehmen.

Wer den frischen Ingwer als Heilmittel nutzt, sollte ihn aus biologischem Anbau verwenden und kühl lagern.

EXKURS

Das Super-Antibiotikum des Mittelalters

Die nachfolgende Rezeptur eines natürlichen Antibiotikums soll aus dem Mittelalter stammen und findet sich so oder so ähnlich in vielen Gesundheitsbüchern der Volksmedizin. Die genaue Herkunft des Rezeptes ist unbekannt. Sicher ist aber, dass diese Rezeptur eine starke vorbeugende und heilende Wirkung bei allen entzündlichen Krankheiten der Atemwege und des Magen-Darmtraktes hat und Bakterien, Pilze und Viren bekämpft.

Die Zutaten:
50 g Knoblauch, geschält und fein gehackt
100 g Zwiebeln, geschält und fein gehackt
20 g scharfe Chilischote, fein gehackt
30 g Ingwer, geschält und fein gehackt
20g Meerrettichwurzel, fein gerieben
20g Kurkumawurzeln, fein gehackt
2 kleine Rosmarinzweige (frische Spitzen)
2 kleine Zweige Tymian, fein gehackt
2 kleine Zweige Bohnenkraut, fein gehackt
5 frische Salbeiblätter, fein gehackt
500 ml Apfelessig (Bio und naturtrüb)
200 ml kaltgepresstes Bio-Olivenöl

Möglichst alle Zutaten nur frisch aus dem Garten oder vom Wochenmarkt in Bioqualität benutzen!

Zubereitung:
Die genannten Zutaten schälen, kleinhacken, reiben und in ein großes Einweckglas oder Schraubglas geben. Danach das Olivenöl und den Apfelessig dazu gießen und kräftig umrühren. Das Glas verschließen, zwei Wochen lang an einem kühlen, dunklen Ort ziehen lassen und das Glas täglich schütteln. Nach zwei Wochen ist das Superantibiotikum gebrauchsfertig. Durch die chemische Reaktion der Inhaltsstoffe verfärben sich Zwiebeln und Knoblauch grünlich-blau. Das muss so sein. Man kann die Zutaten aus der Flüssigkeit abseihen oder darin belassen und mitessen. Es schmeckt ziemlich sauer und scharf. Morgens und abends einen Esslöffel davon eingenommen, bewirkt es wahre Wunder. Man kann das Superantibiotika auch äußerlich zur Behandlung von Hautausschlägen und Ekzemen anwenden, indem man einige Tropfen auf die betroffenen Hautstellen aufträgt.

WICHTIGER HINWEIS

Für Säuglinge und Kleinkinder bis zu drei Jahren ist diese Medizin zu stark und kann lebensgefährliche Folgen haben. Kleinkinder von drei bis zehn Jahren sowie schwangere Frauen sollte höchstens einen Teelöffel täglich in einem Glas Wasser (0,1 l) verdünnt einnehmen. Wer regelmäßig andere Medikamente einnimmt, sollte die Einnahme dieser Medizin vorher mit seinem Arzt abklären, da ungewollte Wechselwirkungen möglich sind!

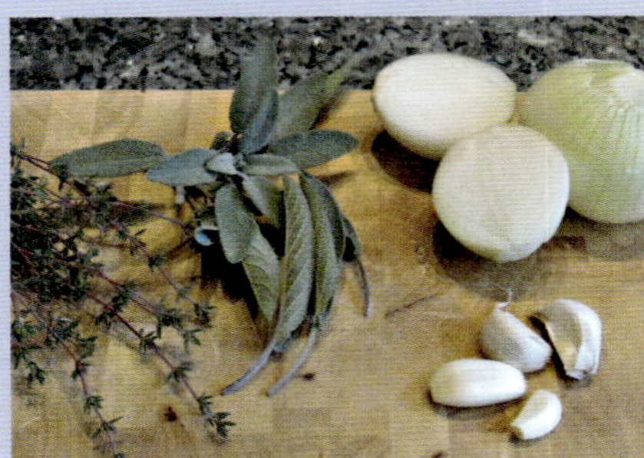

Johanniskraut

Hypericum perforatum

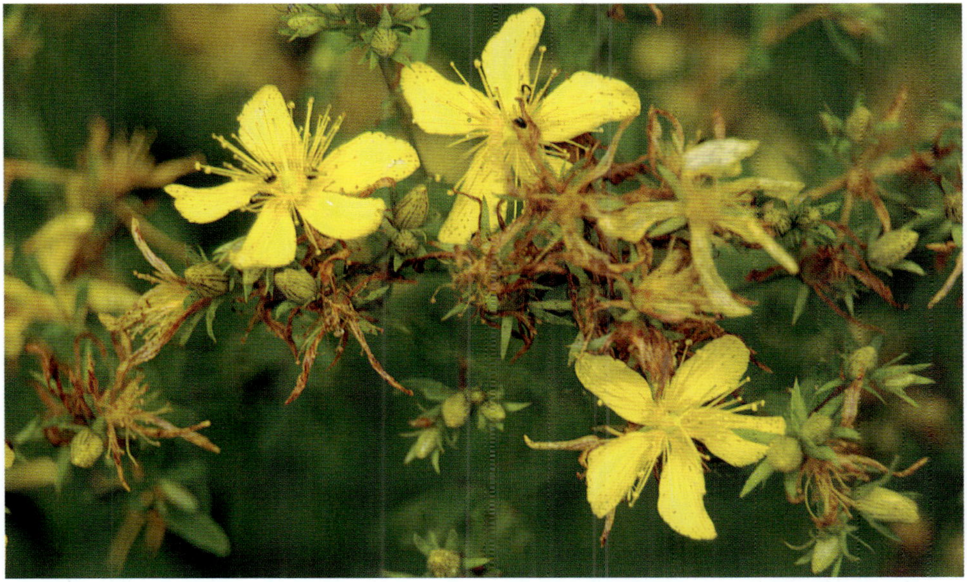

Das Johanniskraut ist seit der Antike eine bekannte und bewährte Heilpflanze, die schon vor über 3000 Jahren von Medizinmännern und Druiden eingesetzt wurde. Das Kraut mit den goldgelben Lippenblüten zeigt sich im Hochsommer um die Sonnenwende, also etwa um den Johannistag (26. Juni), was ihm seinen heutigen Namen einbrachte. In dieser Zeit geerntet, enthält die Pflanze besonders hohe Anteile ihrer heilenden Inhaltsstoffe. Zunächst kurierte man mit dem Johanniskraut Wunden, Hexenschüsse, Gicht und Rheuma. Weitergehende Wirkungen wurden in den Klöstern im Mittelalter entdeckt. Seither wird das Kraut auch gegen Depressionen, Unruhe, Angstzustände und Schlafstörungen eingesetzt. Dass es aber auch entzündungshemmende und antibakteriellen Wirkung hat und sogar resistente Staphylokokken vernichtet, wurde erst durch jüngere Studien und Laborversuche bekannt.

INHALTSSTOFFE UND WIRKUNG

Medizinisch nutzbar sind alle Pflanzenteile der Pflanze. Sie enthält rote Farbstoffe (Naphthodianthrone), wie z.B. Hypericin und Pseudohypericin. Außerdem auch sogenannte Phloroglucinderivate, insbesondere den Stoff Hyperphorin, und Flavonoide. Das Hyperphorin ist für die antibiotische Wirkung verantwortlich. Viele Studien und medizinische Testreihen in der ganzen Welt belegen die Wirkung des Johanniskrauts im Hinblick

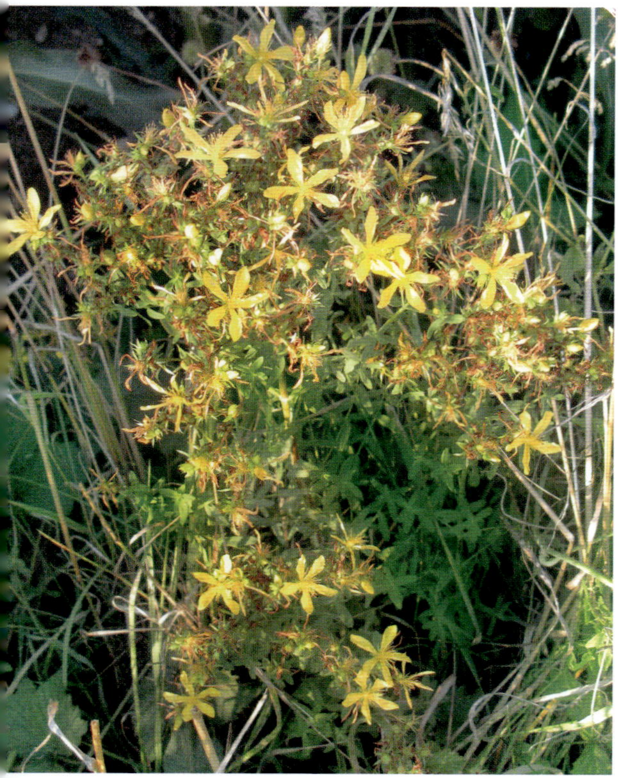

auf seine antidepressive Wirkung, auch wenn der genaue medizinische Ablauf der Wirkweise noch nicht geklärt wurde. Wahrscheinlich ist die Zusammenwirkung von Hyperphorin und Hypericin daran beteiligt. Die Präparate wie Johanniskrautöl und Extrakte als pflanzliche Arzneimittel sind gegen leichte bis mittelschwere Depressionen zugelassen.

Die äußerliche Anwendung von Johanniskrautöl bei Hautausschlägen und Ekzemen zeigt eine entzündungshemmende Wirkung. Das Johanniskrautöl (Rotöl) kann auch bei Neurodermitis helfen.

ANWENDUNG UND DOSIERUNG

Die Anwendungsart und Dosierung sowie die Darreichungsform des Johanniskrauts sind den jeweiligen Krankheitsbildern der Patienten anzupassen. Als Kräutertee oder Tinktur ist eine sehr milde Wirkung zu erwarten. Eine höhere Dosierung kann mit Extrakten erfolgen, die in Kapselform angeboten werden.

Tinktur, Salbe und Öl können äußerlich für Umschläge und Auflagen benutzt werden. Wie die Erfahrung zeigt, sind auch selbst hergestellte Produkte wie Tee, Tinkturen und Salben mit Johanniskraut gut wirksam. Die Gefahr einer Überdosierung besteht nicht. Eine dauerhafte Einnahme von Johanniskrautpräparaten ist aber nicht zu empfehlen, da sich ein Gewöhnungseffekt einstellen kann.

Johanniskraut wirkt nicht sofort nach der ersten Tasse Tee oder der ersten Extrakt-Kapsel. Normalerweise vergehen mehrere Tage oder Wochen, bis sich ein deutlicher positiver Effekt zeigt. Außerdem müssen die Präparate ausreichend dosiert werden.

Wer regelmäßig andere Medikamente einnimmt, sollte die Einnahme von Johanniskraut mit dem Arzt abklären.

EIN TIPP

Wer Johanniskrautprodukte einnimmt, sollte starkes Sonnenlicht meiden und seine Haut im Freien vor der Strahlung schützen, da die Inhaltsstoffe, vor allem bei Kindern, eine erhöhte Strahlungsempfindlichkeit bewirken.

Kapuzinerkresse

Tropaeolum majus

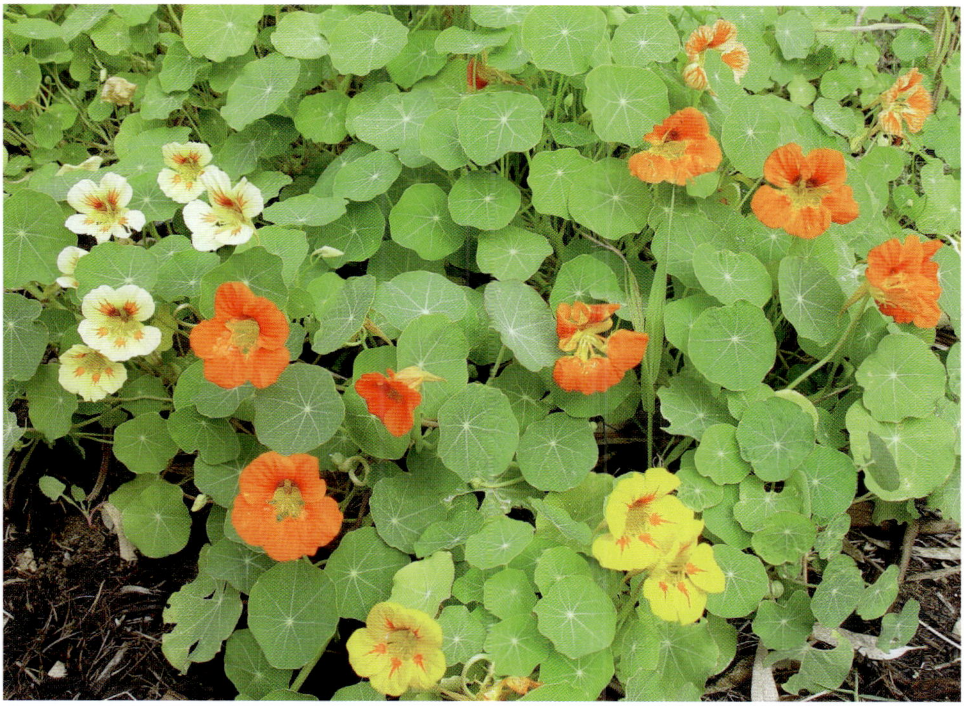

Die Kapuzinerkresse kommt ursprünglich aus Südamerika. Dort wurde sie bereits von den Inkas als Heilpflanze genutzt. Die Pflanze wird seit dem 17. Jahrhundert auch in Europa angebaut und kultiviert. Ihre leuchtend gelb-orangen Blüten und die Blätter sind essbar und werden heute auch gern Salaten als Dekoration beigefügt.

Wegen ihrer antibiotischen Wirkung wird die Kapuzinerkresse auch als Heilpflanze sehr geschätzt. Außerdem vermutet man auch eine antivirale Wirkung, die aber noch nicht eindeutig nachgewiesen werden konnte.

INHALTSSTOFFE UND WIRKUNG

Als Schutz vor Fressfeinden produziert die Kapuzinerkresse Senfölglycoside (Glucosinolate). Erst die verletzten Zellen produzieren aus diesen die scharfen Senföle (Isothiocyanate). Senföle sind für viele Mikro-Organismen giftig, sodass diese geschädigt werden. Deshalb wirken Senföle als natürliche Antibiotika. Heute sind bereits viele Bakterien gegen herkömmliche pharmazeutische Antibiotika resistent geworden. Gegen die Senföle konnten die Bakterien bisher keine Resistenzen entwickeln.

Jüngere Studien im Labor konnten nachweisen, dass Senföle ein breites Spektrum von Erregern bekämpfen. Dazu gehören Krankheitserreger, die bei Nasennebenhöhlenerkrankungen, Bronchitis und Blasenentzündungen auftreten. Doch nicht alle Bakterien reagieren auf die Senföle, so z.B. verschiedene Darmkeime und Streptokokken. Ob ein Kapuzinerkresse-Präparat wirkt, ist also vom jeweiligen Krankheitskeim abhängig. Die Kapuzinerkresse hilft bei Blasenentzündungen, Bronchitis, Schnupfen und Sinusitis (Nasennebenhöhlenentzündung). Die Kapuzinerkresse wirkt auch gegen den Pilz „Candida" (Scheidenpilzkrankheit).

Eine antivirale Wirkung wird ebenfalls vermutet. Erste Studien im Labor lassen dies als wahrscheinlich erscheinen. Eine Mischung aus den Senfölen von Kapuzinerkresse und Meerrettich wirkt hierbei besonders stark. Welche Grippeviren darauf ansprechen, ist noch unklar.

Äußerlich angewendet fördern die Senföle die Durchblutung des Muskelgewebes, was bei Muskelprellungen und ähnlichen Sportverletzungen hilfreich ist.

ANWENDUNG UND DOSIERUNG

Beliebt ist die frische Heilpflanze samt Frischpflanzenpresssaft, höher dosiert sind pflanzliche Präparate aus der Apotheke. Extrakte und Tinkturen von der Kapuzinerkresse gibt es als fertige Arzneimittel.

Dosierungsempfehlung sollten je nach Anwendungsgebiet mit dem Arzt geklärt werden. Beachten Sie außerdem die jeweiligen Dosierungshinweise auf dem Beipackzettel.

Zur innerlichen Anwendung wird auch der Frischpflanzensaft angeboten. Hiervon pro Tag max. 30 g in drei Einzeldosen einnehmen.

Durch die Senföle ist die Kapuzinerkresse eine die Schleimhaut reizende Medizin und sollte nicht länger als vier bis sechs Wochen eingenommen werden.

ZWEI GESUNDE REZEPTE

Möchten Sie einen gesunden Tee von Kapuzinerkresse zubereiten, so übergießen Sie ca. 10 g frische Blätter mit 0,5 Liter heißem, aber nicht kochendem Wasser, 10 Minuten ziehen lassen, je nach Geschmack mit Bio-Honig süßen und 2 bis 3 Tassen pro Tag trinken.

Ein gesundes Milch-Mix-Getränk mit Kapuzinerkresse ist einfach herzustellen: 4 Zweige Kapuzinerkresse mit Blättern und Blüten, 150 ml Milch, 3 EL Naturjoghurt und 10 ml Mangosirup in den Mixer geben, ca. 30 Sekunden mixen, in einem Glas servieren und mit Kapuzinerkresseblüten dekorieren.

Kamille, Echte

Matricaria chamomilla

Seit der Antike weiß man die heilende Wirkung der Kamille zu schätzen. So setzten schon die Ägypter vor über 3000 Jahren die Arzneipflanze gegen Blähungen, Leberleiden und Entzündungen aller Art ein. Erst im Mittelalter entdeckte man, dass die Kamille auch gegen Atemwegskrankheiten hilft.

INHALTSSTOFFE UND WIRKUNG

Als pflanzliches Heilmittel kommen nur Kamillenblüten zum Einsatz. Sie enthalten bis zu 1,5 Prozent ätherisches Öl, das überwiegend aus den Inhaltsstoffen a-Bisabolol und Matricin besteht. Darüber hinaus enthalten die Blüten auch Flavonoide, wie die Pflanzenstoffe Apigenin, Quercetin und Cumarine. Während der Gewinnung des ätherischen Öls durch Wasserdampfdestillation bildet sich zusätzlich das Chamazulen, das dem Öl seine tiefblaue Farbe verleiht.

Die Inhaltsstoffe der Kamillenblüten wirken entzündungshemmend und krampflösend. Sie werden daher zur Wundheilung, bei Zahnfleischentzündung sowie zur Linderung von Magen-Darm-Störungen eingesetzt. Auch bei allen Erkrankungen der Atemwege werden sie zur Inhalation oder zum Gurgeln bei Halsentzündungen verwendet. Echte Kamille wird innerlich bei Durchfall, Blähungen und bei krampfartigen Erscheinungen der Verdauungsorgane eingesetzt. In der Volksmedizin wird selbst bei Säuglingen ein leichter Kamillentee zur Auflösung von Bauchkrämpfen und Blähungen eingesetzt. Äußerlich werden Kamillentinktur oder Kamillen-Öl bei Hämorrhoiden, Abszessen, Furunkeln, Akne oder Milchschorf bei Kleinkindern verwendet.

ANWENDUNG UND DOSIERUNG

Wahrscheinlich gibt es nur wenige Menschen, die nicht im Laufe ihres Lebens einmal mit Kamillentee konfrontiert wurden. In früheren Zeiten gab es wohl kaum einen Haushalt, in dem nicht getrocknete Kamillen-Sträuße zu finden waren.

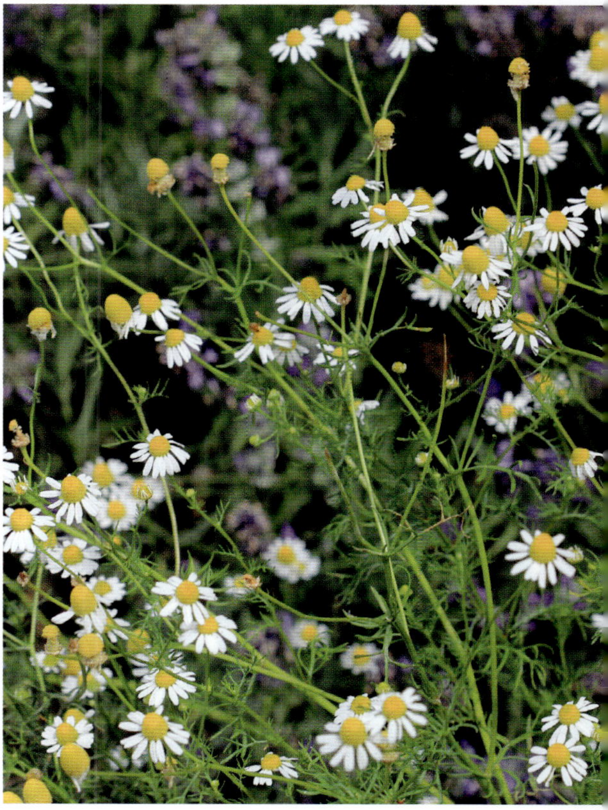

Bei Zahnfleischentzündungen wird oft die Kamillen-Urtinktur angewendet. Die pflanzlichen Wirkstoffe bekämpfen auch andere Entzündungen im Mund- und Rachenraum. Ihre ätherischen Öle wirken entzündungshemmend und wehren Bakterien und Pilze ab. Die Tinktur gibt es in der Apotheke zu kaufen. Zum Gurgeln und Spülen bei Entzündungen im Mund- und Rachenraum werden acht bis zehn Tropfen der Tinktur in ein halbes Glas lauwarmes Wasser oder Tee geträufelt. Bei Magen und Verdauungsproblemen ein bis zwei Teelöffel in ein Glas lauwarmes Wasser oder Tee geben und langsam trinken. Das hilft auch zur Nervenberuhigung und bei Einschlafproblemen. Da die Tinktur mit Alkohol hergestellt wird, ist sie für Kinder und Alkoholkranke nicht zu empfehlen.

Die Kamillentinktur kann man auch selber machen: Ein Schraubglas zur Hälfte mit Kamillenblüten füllen und mit so viel 42 %igem guten Wodka auffüllen, sodass die Blüten gut bedeckt sind. Das Glas sechs Wochen bei ca. 25° C aufbewahren, währenddessen wird das Glas öfter geschüttelt. Danach wird die Flüssigkeit durch ein sauberes Leinentuch gefiltert und in kleine braune Fläschchen abgefüllt. Mit Etiketten versehen die Fläschchen mit der Tinktur bei Zimmertemperatur aufbewahren. Die Dosierung erfolgt wie oben beschrieben.

Der Kamillenblüten-Tee lindert Krämpfe im Verdauungstrakt. Echte Kamille hilft auch bei Magengeschwüren, Gastritis (Magenschleimhautentzündung) und Menstruationsbeschwerden. Zudem fördert Kamillenblüten-Tee die Heilung von Entzündungen im Mund-, Hals- und Rachenbereich.

Zubereitung von Kamillentee: Drei Teelöffel getrocknete Kamillenblüten (ca. drei Gramm) mit 150 ml heißem Wasser übergießen, fünf bis zehn Minuten bedeckt ziehen lassen und anschließend abseihen. Drei bis vier Tassen täglich trinken, mindestens vier Wochen lang. Des Weiteren gibt es in Apotheken und Drogerien eine Fülle von Tinkturen, Extrakten und Salben aus Kamillenblüten mit Anwendungsanleitungen und Dosierungsangaben.

EIN TIPP

Wer die Kamille in der freien Natur selbst zum Trocknen zur Zubereitung von Tee oder einer Tinktur sammeln möchte, sollte die Pflanze gut kennen. Es gibt auch die „unechte" sogenannte „Hundskamille". Sie ist in der Regel aber deutlich größer, hat flache Blütenköpfe und enthält fast keine ätherischen Öle. Die viel kleinere Echte Kamille duftet dagegen sehr intensiv. Ein weiteres untrügliches Unterscheidungsmerkmal: Bei der Echten Kamille sind die kleinen Blütenköpfe innen hohl.
Es gibt in Südeuropa auch noch andere Arten der Kamille. In Mitteleuropa, also nördlich der Alpen, findet man zumeist die genannte Echte Kamille (Matricaria chamomilla) bzw. ihre unechte Verwandtschaft. Die unechte „Hundskamille" ist leicht giftig und kann Durchfall verursachen.
Vorsicht: Die Echte Kamille und die unechte Hundskamille wachsen oft dicht beieinander.

Knoblauch

(Allium sativum)

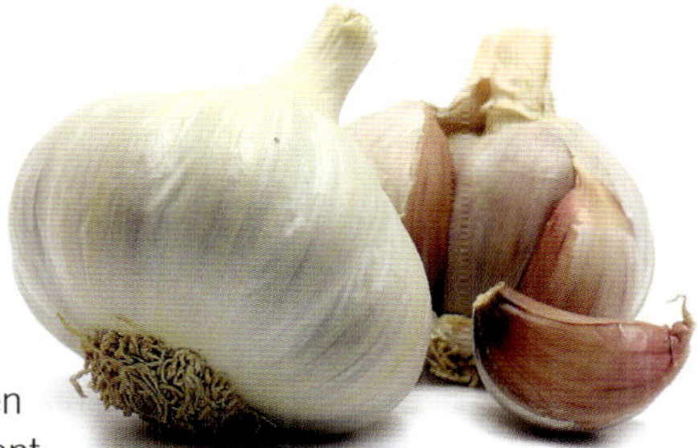

Vermutlich wurde der Knoblauch bereits vor rund 5000 Jahren in der Steppe Zentralasiens entdeckt und kultiviert. Im alten Ägypten wurde die Knoblauchzwiebel als heilige Pflanze verehrt und den Pharaonen auf ihre Reise in Jenseits mitgegeben.

Selbst die Arbeiter am Bau der Pyramiden erhielten rohe Zwiebeln und Knoblauch, um ihre Gesundheit und Kraft zu erhalten. Auch in China nutzte man den Knoblauch schon etwa 2000 Jahre vor Christus. Ebenso kannten auch die Ärzte der Römer die gesunde Knolle und ihre vielseitigen Verwendungsmöglichkeiten in der Küche und in der medizinischen Anwendung.

Wo immer der Knoblauch bekannt war, waren seine Anwendungsgebiete fast die gleichen. Vor allem bei Atemwegserkrankungen, Infektionen des Verdauungstrakts und des Rachenraums, bei Wurm- und Pilzbefall wurde Knoblauch erfolgreich eingesetzt.

INHALTSSTOFFE UND WIRKUNG

Der erste wissenschaftliche Beweis der starken antibakteriellen Wirkung von Knoblauch wurde 1859 von dem berühmten französischen Biochemiker und Mitbegründer der medizinischen Mikrobiologie, Louis Pasteur, höchstpersönlich erbracht.

Auch wenn die vorteilhaften Wirkungen mit großer Wahrscheinlichkeit auf die Zusammenwirkung aller Inhaltsstoffe aufbauen, so ist doch das enthaltene Allicin der Stoff, dem der Knoblauch seine stärkste Wirkung verdankt.

Dabei muss man aber wissen, dass das Allicin in der ungeschälten Knoblauchzehe noch in seiner Vorstufe als „Alliin" enthalten ist. Erst wenn die Knoblauchzellen durch Schälen, Schneiden, Hacken oder Zerquetschen aufgebrochen werden, wird das Enzym mit dem Namen „Alliinase" freigesetzt, das unter dem Einfluss von Luft und Sauerstoff sofort mit dem Alliin reagiert und zu Allicin umgewandelt wird. Je stärker die Knoblauchzellen also aufgebrochen werden, umso mehr Allicin kann entstehen. Deshalb ist das Zerquetschen der Knoblauchzehen dem Hacken und Schneiden vorzuziehen, da so die Zellen deutlich stärker aufgeschlossen werden. Lassen Sie also dem zerquetschten Knoblauch etwas Zeit, um an der Luft zu reagieren, bevor Sie ihn in die Salatsoße geben.

Das Allicin erhöht den Anteil der Enzyme „Katalase" und „Glutathionperoxidase" im Blut, die durch ihre antioxidative Wirkung freie Radikale abtöten und Schäden an den Zellmembranen vermeiden. Dadurch wird der Alterungsprozess der Zellen deutlich verlangsamt, was natürlich den Alterungsprozess des gesamten Körpers spürbar verlangsamt und die Körperfunktionen insgesamt stabilisiert.

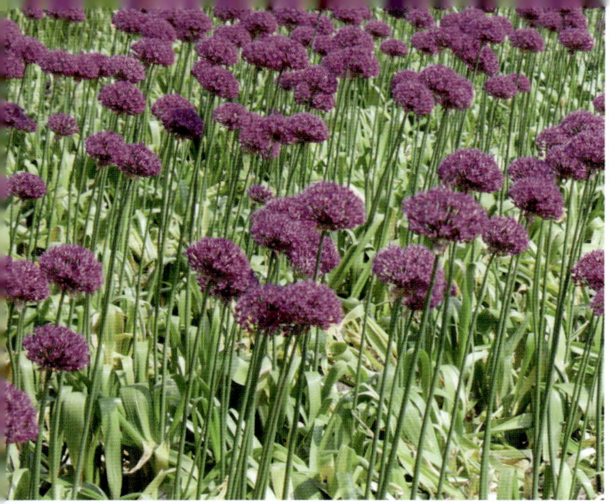

Auch die antibiotische Wirkung des Knoblauchs ist vor allem dem Allicin zuzuschreiben. Die aus ihm entstehenden Schwefelverbindungen bekämpfen viele Arten von gesundheitsschädlichen Mikroorganismen und Parasiten, wie Bakterien, Borrelien, Viren, Pilze, Amöben und Würmer, ohne die nützlichen Darmbakterien anzugreifen. Somit kann man den Knoblauch als wirkungsvolles Antibiotikum bezeichnen, das im Gegensatz zu synthetisch-chemischen Antibiotika die gesunden Darmbakterien fördert und schützt. Die Darmflora stellt den größten wichtigsten Teil des menschlichen Immunsystems dar, daher stärkt der Knoblauch gleichzeitig auch unsere gesamte Immunabwehr.

Die meisten synthetisch-chemischen Antibiotika greifen auch die gesunden Bakterien der Darmflora an. Wer davon schon einmal betroffen war, der weiß, dass es viele Monate dauern kann, bis sich der Verdauungstrakt und die Darmfunktion davon wieder erholt haben. Der Knoblauch wirkt oftmals sogar besser als synthetische Antibiotika, vor allem dann, wenn die Bakterien bereits gegen herkömmliche synthetische Antibiotika resistent sind. Ein großer Vorteil bei der Bekämpfung von multiresistenten Erregern (MRE).

Neben den Infektionen des Verdauungstrakts und der Atemwege sind auch Harnwegsinfekte sehr verbreitet. Mit flüssigen Knoblauchextrakten erreicht man die Harnwege besser, als mit normalem Knoblauch über die Nahrung. Auch ein kombinierter Knoblauch-Salbei-Zwiebeltee kann zumindest unterstützen und der Ausbreitung der Bakterien vorbeugen.

Auch bei der Vorbeugung von Krebskrankheiten und in der Krebstherapie ist die Wirkung von Knoblauch (Allicin) heute unstrittig und durch eine Reihe von Studien belegt *(z.B.: Dr. David Mirelman und andere, 2005: Apoptotisches Abtöten von B-chronischen lymphatischen Leukämie-Tumorzellen durch Allicin).* Nach heutigem Stand der Erkenntnisse geht man davon aus, dass die Schwefelverbindungen des Knoblauchs die Tumorbildung hemmen. Einerseits reduzieren sie die Fähigkeit krebserregender Substanzen, chemische Reaktionen mit anderen Stoffen auszulösen und eliminieren diese, so dass die DNA (Erbgut) weniger stark geschädigt wird. Zum anderen stören die Schwefelverbindungen das Wachstum der Krebszellen und führen deren Zelltod herbei. Konkret wurden diese Wirkungen des Knoblauchs für Dickdarmkrebs, Magen- und Speiseröhrenkrebs, Lungen- und Brustkrebs nachgewiesen.

Laut der Weltgesundheitsorganisation (WHO) gibt es bis heute rund 4250 Studien, die die positive Wirkung des Knoblauchs, vor allem durch das Allicin, zur Vorbeugung und Bekämpfung von Krebskrankheiten belegen. Zwei neuere chinesische Studien zeigen, dass die Inhaltsstoffe des Knoblauchs auch vor Lungenkrebs schützen. Die chinesischen Wissenschaftler stellten fest, dass Knoblauch und auch grüner Tee die negativen Auswirkungen der typischen Lungenkrebs-Risikofaktoren, wie beispielsweise durch das Rauchen und den Verzehr von frittiertem Essen, reduzieren können.

Der Knoblauch enthält eine Fülle von Pflanzenstoffen, Vitaminen, Mineralstoffen und ätherischen Ölen, die wir hier gar nicht alle aufzählen und beschreiben können.

Sehr bedeutsam sind aber auch die enthaltenen schwefelfreien Stoffe wie das Garlicin und das Allistatin. Das Garlicin bewies in medizinischen Testreihen eine starke Wirkung gegen Koli- und Milchbakterien. Für das Allistatin wurde eine starke Wirkung gegen das Bakterium „Staphylococcus aureus" nachgewiesen. Dieses Bakterium kann im Körper verschiedene Infektionen auslösen, die von einfachen Hautausschlägen bis zur Lungenentzündung und einer daraus entstehenden tödlichen Blutvergiftung (Sepsis) reichen.

Auch bei Prostatakrebs und gutartigen Prostatavergrößerungen werden Knoblauchzubereitungen schon seit längerer Zeit erfolgreich angewendet. So sind auch hierbei die Inhaltsstoffe des Knoblauchs durch ihre entzündungshemmende, antioxidative und tumorhemmende Wirkung die starken „Wunderwaffen".

ANWENDUNG UND DOSIERUNG

Viele Menschen mögen die berühmte Knoblauchfahne durch den Verzehr von Knoblauch nicht und greifen lieber zu weiterverarbeiteten Knoblauchprodukten. Hierbei gehen die Meinungen auseinander, ob man besser den frischen Knoblauch einsetzt oder auf die

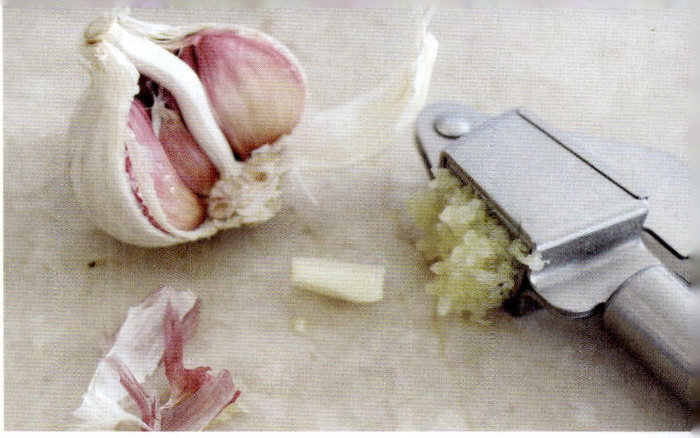

Extrakte zurückgreift. Da die Umwandlung von Alliin in Allicin durch das Enzym (Alliinase) verursacht wird und Enzyme durch Temperaturschwankungen leicht zerstört werden, ist der Einsatz von frischem Knoblauch immer vorzuziehen.

Es ist sehr empfehlenswert, den frischen Knoblauch in eine ausgewogene, vitamin- und ballaststoffreiche Ernährung zu integrieren und so die eigene Immunabwehr zu stärken. Ein großer Vorteil ist, dass Sie den Knoblauch nicht überdosieren können.

Der Knoblauch ist bei vielen Infektionskrankheiten der inneren Organe und auch bei Krebs hilfreich. Er senkt den Blutzucker und das Cholesterin und hilft auch bei Hautkrankheiten und der Wundheilung. Die wichtigste Funktion hat er aber sicher in der Stärkung unseres Immunsystems.

EIN TIPP

Wenn Sie Knoblauch verzehrt haben und nicht möchten, dass Sie nach Knoblauch riechen, so essen Sie einfach zwei bis drei frische Petersilienzweige. Diese neutralisieren den typischen Knoblauchduft sofort.

Kurkuma

Curcuma longa

Die Kurkumapflanze wird in subtropischen Regionen angebaut und gehört zu den Ingwer-Gewächsen. Die Wurzelknolle sieht der des Ingwers auch sehr ähnlich, ist aber im Innern kräftig gelborange. Sie bildet die Basis für das Kurkuma-Gewürz, das man bereits seit über 5000 Jahren in der indischen Ayurveda-Lehre verwendet. Kurkuma ist auch die Hauptzutat des Curry-Gewürzes.

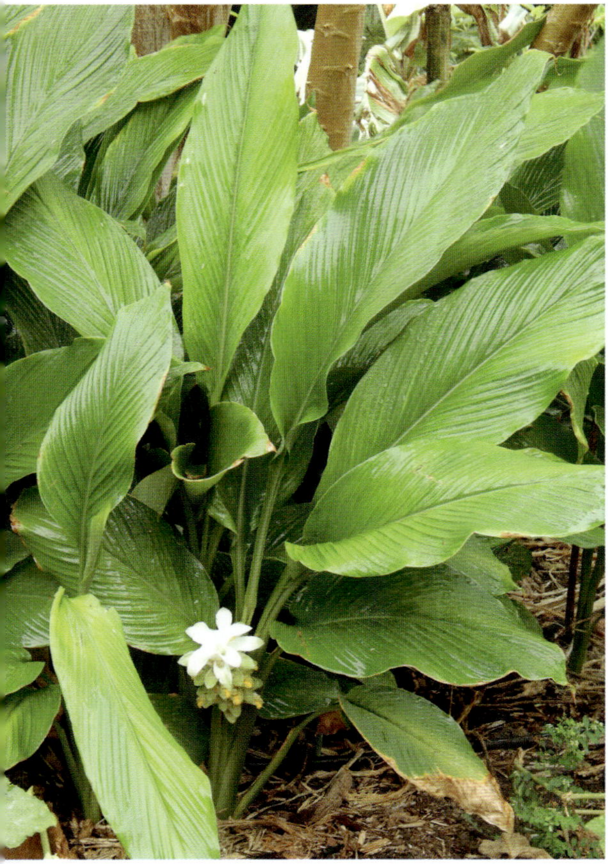

INHALTSSTOFFE UND WIRKUNG:

Kurkuma besteht aus vielen wertvollen Inhaltsstoffen. Zur medizinischen Anwendung sind die mit bis zu fünf Prozent enthaltenen Curcuminoide besonders wichtig. Diese wurde schon in vielen Tausend Studien erforscht, sodass die Heilwirkung heute weitgehend bekannt und bewiesen ist.

Kurkuma enthält die Pflanzenstoffe Curcumin, Demethoxycurcumin, Bisdemethoxycurcumin und Cyclocurcumin, die man auch als Curcumin I bis IV bezeichnet und denen man die starke therapeutische Wirkung zuschreibt. Ebenso enthält die Kurkumawurzel ätherische Öle, Vitamin C, B2, B3, B6, E und K. Darüber hinaus ist die Wurzel reich an Mineralstoffen wie Eisen, Kalium, Kalzium, Kupfer, Mangan, Magnesium, Natrium, und Zink. Vor allem die Curcuminoide wirken auch antibiotisch, krebshemmend, blutverdünnend, wundheilend, schmerzlindernd, entgiftend und entzündungshemmend.

ANWENDUNG UND DOSIERUNG:

Die wichtigsten Bereiche der medizinischen Anwendung sind Krankheiten wie Alzheimer, Asthma, Bluthochdruck, Magen- und Darminfektionen, Diabetes, Gicht, Rheuma, Arthrose, Arthritis, Akne, Neurodermitis, Schuppenflechte und andere Hautkrankheiten. Auch Verdauungsprobleme, die häufig durch Entzündungen von Leber und Galle verursacht werden, können gut behandelt werden, da das Curcumin die Produktion der Gallensäfte und somit die Fettverdauung aktiviert. Das Curcumin wirkt zusätzlich antibakteriell, entzündungshemmend, entgiftend und senkt den Cholesterinspiegel.

Auch bei Krebskrankheiten ist die Wirkung von Curcumin erforscht und bewiesen. Es stärkt die gesunden Körperzellen, hemmt das Wachstum von Metastasen und Tumoren, bekämpft Krebszellen durch die Aktivierung von körpereigenen Genen und stärkt die gesunden Zellmembranen. So kann Curcumin vorbeugend und zur konkreten Antikrebstherapie gegen viele Arten von Krebskrankheiten sehr wirkungsvoll eingesetzt werden.

Wie schon erwähnt, wurden weltweit Tausende Versuchsreihen und medizinische Studien zur Wirkung von Kurkuma durchgeführt. In der medizinischen Fachliteratur wird immer wieder die umfangreiche medizinische Studie von Bharat B. Aggarwal „Potential Therapeutic Effects of Curcumin, the Anti-inflammatory Agent, Against Neurodegenerative, Cardiovascular, Pulmonary, Metabolic, Autoimmune and Neoplastic Diseases", am Cytokine Research Laboratory, Department of Experimental Therapeutics, The University of Texas, Houston, von 2009 zitiert, die die Wirkungen belegt. Die genaue Darstellung aller Wirkungsabläufe und des Zusammenspiels der Wirkstoffe von Kurkuma ist außerordentlich komplex und umfangreich.

Die Anwendung von Kurkuma zu konkreten Behandlungen von Krankheiten ist im Einzelfall immer mit einem Arzt abzuklären.

Zur Vorbeugung ist Kurkuma als Gewürz in der täglichen Ernährung sehr empfehlenswert. Das Curry-Gewürz sollte also auch in Ihrer Küche nicht fehlen.

EIN GESUNDES REZEPT

BLUMENKOHLRÖSTI MIT KURKUMA

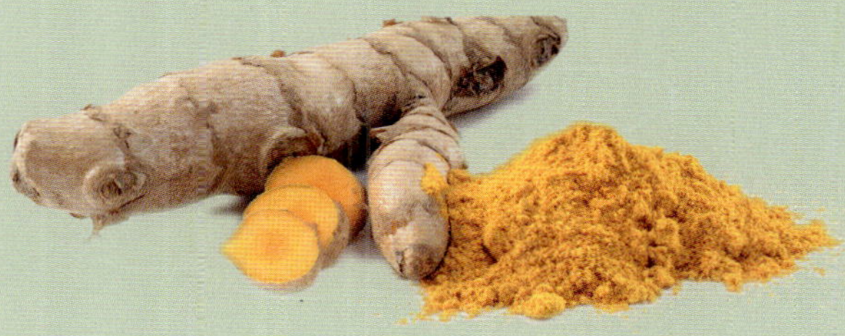

Zutaten für 2 Personen:
1 großer Blumenkohl
200 g Vollkorn-Dinkelmehl
2 bis 3 ganze Eier
2 TL Kurkumapulver
Olivenöl, Salz und Pfeffer nach Belieben

Zubereitung:
Schneiden sie den Blumenkohl in feine Streifen (ca. 3 mm dick und 10 bis 20 mm lang). Die Blumenkohlstreifen zusammen mit dem Dinkelmehl, den Eiern, 2 EL Olivenöl und dem Kurkumapulver in einer Schüssel verrühren bis eine gleichmäßige Masse entsteht, mit Salz und Pfeffer abschmecken und ca. 1 cm dicke Fladen in einer Pfanne bei starker Hitze mit Olivenöl beidseitig goldbraun ausbacken. Dazu schmeckt ein bunter Salat mit Tomaten, Paprika und Gurken wunderbar.

Kampfer

Cinnamomum camphora

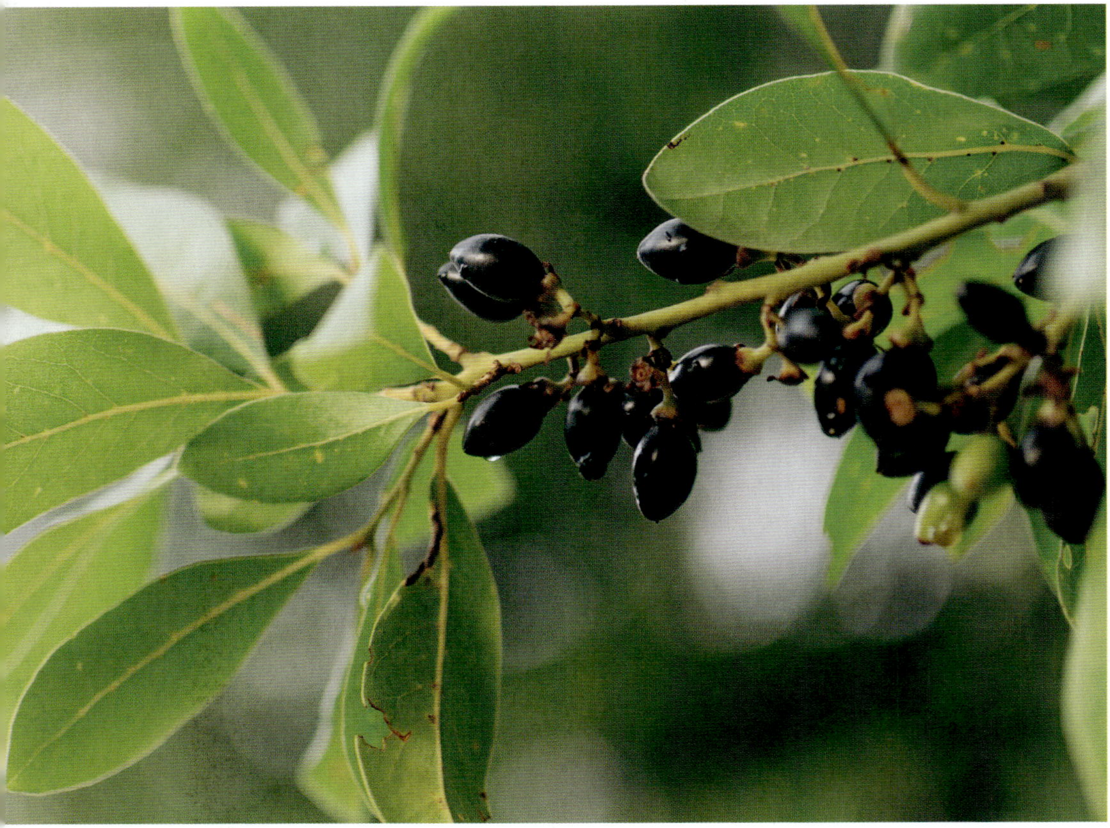

Das Heilmittel Kampfer wird aus der Rinde und dem Harz des Kampferbaums gewonnen. Das Heilmittel war schon vor 2000 Jahren in China bekannt, kam über Indien und Vorderasien nach Europa und wurde bereits im 6. Jahrhundert zu medizinischen Zwecken genutzt.

INHALTSSTOFFE UND WIRKUNG:

Kampfer wird nur äußerlich in Form von Einreibungen bei rheumatischen Erkrankungen oder zur Anregung des Herz-Kreislauf-Systems verwendet. Auch bei Durchblutungsstörungen, Entzündungen der Sehnen, Schleimbeutel, Arthritis, Rückenschmerzen, Muskelkrämpfen und Verstauchungen wird Kampfer eingesetzt.

Bei Erkältungen, grippalen Infekten und bei Infektionen der Atemwege wird Kampfer auf die Brust und den Rücken eingerieben, um die Atmung anzuregen.

Die Inhaltsstoffe im Kampfer sind ätherisches Öl, Sesquiterpene, Sesquiterpenole, Phenylether, Ketone und Oxide. Der Hauptwirkstoff in ihm ist aber das ätherische Öl, welches sich in allen Pflanzenteilen des Baumes befindet.

Die ätherischen Öle wirken antibakteriell und antimikrobiell. Sie bekämpfen krankheitserregende Bakterien, indem sie diese am Wachstum und an ihrer Vermehrung hindern und das Eindringen in den Körper verhindern. Die ätherischen Öle wirken auch entzündungshemmend und durchblutungsfördernd, was besonders bei rheumatischen Erkrankungen und Beschwerden des Gelenk- und Bewegungsapparates, wie auch bei arteriellen Beschwerden erwünscht ist.

Die krampflösende Wirkung des Kampferöls hilft bei der Behandlung von Bronchitis und anderen Entzündungen der Atemwege.

ANWENDUNG UND DOSIERUNG

Die Inhaltsstoffe von Kampfer sind giftig und nur zur äußerlichen Anwendung gedacht. Für die äußerliche Anwendung oder zur Inhalation kommt der Kampfer überwiegend bei Erkältungskrankheiten, Infektionen der Atemwege, Bronchitis, Muskel- und Gelenkschmerzen und rheumatische Erkrankungen der Muskeln, Verspannungen, Zerrungen und Verletzungen zum Einsatz. Hierfür werden in Apotheken viele Präparate angeboten. Das ätherische Öl ist in einer Vielzahl verschiedener Salben, Badezusätzen, Massageöl und Inhalationslösungen enthalten, die oft auch mit anderen ätherischen Ölen gemischt werden.

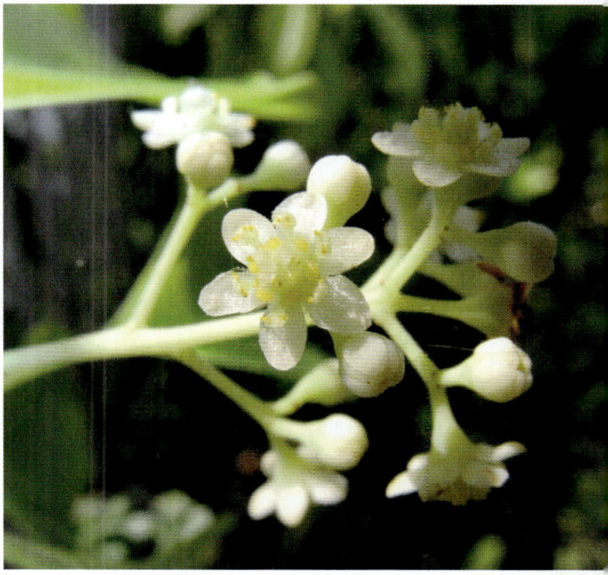

Die Behandlung ist nur bedenklich, wenn Kampfer zu konzentriert mit sehr empfindlicher Haut in Berührung kommt. Bei äußerer Anwendung kann es zu allergischen Reaktionen sowie Hautreizungen kommen. In jedem Fall sollte ein Arzt befragt werden.

WICHTIGER HINWEIS

Zur innerlichen Anwendung darf Kampfer nicht eingesetzt werden, weil die Inhaltsstoffe giftig sind und zu schweren Vergiftungserscheinungen wie Übelkeit, Atembeschwerden, Herzrasen, geistiger Verwirrung und Halluzinationen führen können.

Lavendel

Lavandula angustifolia

Der Lavendel ist ein Strauchgewächs, das ursprünglich im Mittelmeerraum beheimatet war und heute auch in allen gemäßigten Klimazonen Europas gedeiht. Aus den Kreuzungen verschiedener Wildformen des Lavendels sind heute über dreißig verschiedene Arten entstanden. Die Pflanze mit ihren länglichen violetten Blütenständen zählt zu den Lippenblütlern und wird heute in großem Stil in der Provence angebaut, wo ganze Landstriche in ihre leuchtende Farbe und ihren charakteristischen und intensiven Duft getaucht sind.
Lavendel ist eine der vielseitigsten und nützlichsten Heilpflanzen. Die getrockneten Blüten und auch das aus frischen Blüten gewonnene ätherische Öl finden sowohl in der Naturheilkunde, als auch in der Kosmetik ihre Anwendung. Die alten Römer verwendeten Lavendel zur Körperreinigung und als Badezusatz und gaben der Pflanze auch ihren Namen. Lavendel leitet sich vom lateinischen Wort „lavare“ (waschen) ab.

Da Lavendelöl ein starkes Antiseptikum und Antibiotikum ist, gelangte es als sanftes und effektives Reinigungsmittel zur täglichen äußerlichen Anwendung. Das Lavendelöl weist sehr wirkungsvolle antiparasitäre Eigenschaf-

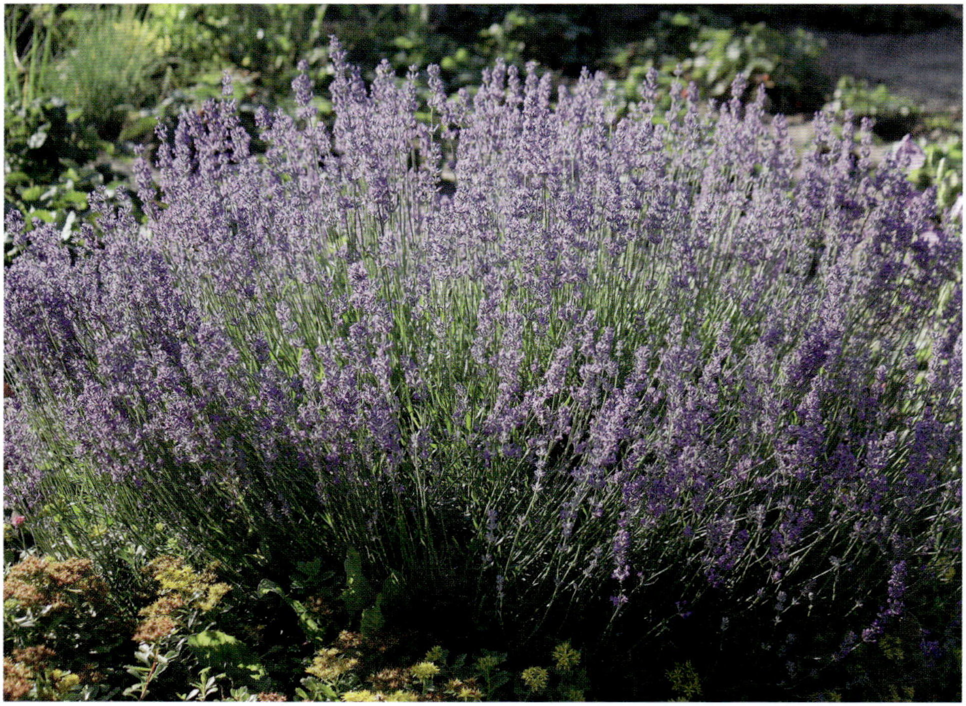

ten auf. Außerdem wirkt es krampflösend, immunstärkend und schmerzlindernd, sodass mit gezielter Behandlung auch Dermatitis, Blutergüsse, Insektenbisse, Verbrennungen und Schwellungen gelindert werden können. Die Duftstoffe des Lavendels wirken auch beruhigend auf die psychische Gesundheit.

INHALTSSTOFFE UND WIRKUNG

Wissenschaftlich ist die Heilpflanze heute gut erforscht, und rund 280 Inhaltsstoffe sind im Lavendel nachgewiesen. Viele Inhaltsstoffe sind in allen Lavendelarten enthalten, aber oft in unterschiedlicher Konzentration. Die Heilkraft des Lavendel kommt aber überwiegend durch die im ätherischen Öl enthaltenen Wirkstoffe zustande. Vor allem ist das Linylacetat für den typischen Lavendelduft verantwortlich, doch es hat auch eine kräftige Heilwirkung, da es die Serotonin-Ausschüttung im Gehirn fördert. Schüttet man zu wenig Serotonin aus, können Beschwerden wie Kopfschmerzen, Störungen des Magen-Darm-Bereichs, Herz-Kreislauf-Beschwerden bis hin zu Ess- und Schlafstörungen auftreten.

Lavendel fördert die Heilung der Haut, hilft bei Entzündungen, Infektionen, Pilzerkrankungen und bei Hautparasiten wie Milben und Kopfläusen. Lavendel wird innerlich als auch äußerlich bei Unruhe und Nervosität angewandt. Auch gegen Angst, Kopfweh und Migräne, Gicht, Rheuma, Gliederschmerzen, Insektenstiche und Husten wird Lavendel eingesetzt. Er wirkt keimtötend, entkrampfend, schmerzstillend, Blutdruck ausgleichend und entspannend.

ANWENDUNG UND DOSIERUNG

Neben den bekannten Hausmitteln wie Lavendelöl, Lavendeltinktur, Lavendeltee gibt es heute Lavendelprodukte zum Einnehmen in Form von Kapseln mit Lavendelöl, Lavendelextrakte werden oft zum besseren Ein- und Durchschlafen angewandt. Die Anwendung von Lavendel ist äußerlich und innerlich möglich. Bei der inneren Anwendung von Lavendelöl sind vor allem die Sorte, die Reinheit und die Dosierung von großer Bedeutung.

Die innerliche Anwendung in Form von Öl oder einer Tinktur ist problemlos, wenn sie nach der Dosierungsanleitung eines Arztes oder Apothekers erfolgt.

KOPFSCHMERZTEE MIT LAVENDEL

So bereiten Sie einen beruhigenden Kräutertee gegen Kopfschmerzen: 20 Gramm getrocknete Lavendelblüten, 20 Gramm getrocknete Zitronenmelisseblätter, 20 Gramm Weidenrinde mischen und einen gehäuften Esslöffel davon mit einem Liter kochendem Wasser übergießen, fünf bis zehn Minuten ziehen lassen, abseihen und über den Tag verteilt trinken.

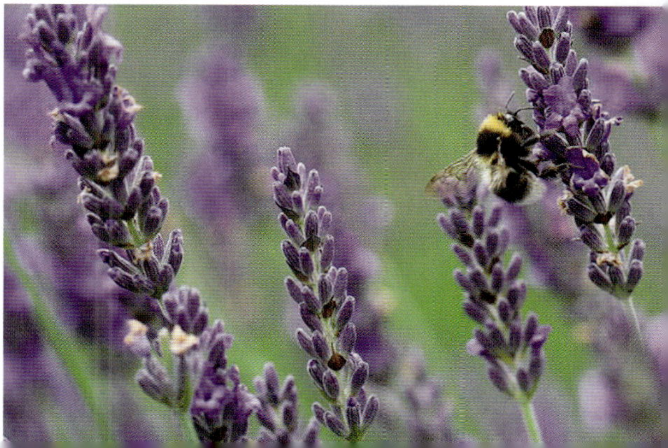

Löwenzahn

Taraxacum

Der Löwenzahn ist in Europa fast überall bekannt und zu Hause und steht in den meisten Gebieten von März bis November zur Verfügung. Die jungen frischen Blätter schmecken etwas bitter, ähnlich wie Rucola, denn sie enthalten Bitterstoffe.

INHALTSSTOFFE UND WIRKUNG

Löwenzahn enthält viele Bitterstoffe, ätherische Öle, Flavonoide, Gerbstoffe, Carotine, Fructose, Mineralien und andere Spurenelemente. Das frische Kraut hat einen hohen Gehalt an Kalium, Kalzium, Natrium, Schwefel, Kieselsäure und Vitaminen. In der Wurzel enthält die Pflanze auch Inulin.

ANWENDUNG UND DOSIERUNG

Das im Löwenzahn enthaltene Inulin ist ein präbiotischer löslicher Ballaststoff, der nur in wenigen Pflanzen wie z. B. in Topinambur, Zwiebeln oder Chicorée enthalten ist. Inulin stärkt die Darmflora und bewirkt, dass sich die guten Darmbakterien ansiedeln und bekämpft die schädlichen Darmbakterien.

Die medizinische Forschung bestätigt, dass Inulin das Dickdarmkrebsrisiko minimieren und die Aufnahme von Mineralien und somit die Knochenmineralisierung fördern kann.

Den vielen Inhaltsstoffen des Löwenzahns werden eine stoffwechselanregende, verdauungs- und gallenflussfördernde, beruhigende, entzündungshemmende und durchblutungsfördernde Wirkung zugesprochen. Einige Inhaltsstoffe sorgen zudem für eine antibakterielle und antimikrobielle Wirkung, indem sie krankheitserregende Bakterien an Wachstum und Vermehrung hindern oder das Eindringen in den Körper erschweren.

Der Löwenzahn kann Fasten-Symptome wie Kopfschmerzen sowie Nachwirkungen eines übermäßigen Alkoholgenusses lindern, da er dem Körper wieder neue Mineralien zuführt. Er wird auch bei Bluthochdruck, Husten, Verstopfung und Problemen mit der Gallenblase eingesetzt. Auch regt der Löwenzahn die Durchblutung an. Auf diese Weise unterstützt er den Abtransport von Stoffwechselschlacken, die sich im Bindegewebe eingelagert haben und zu Krankheiten wie Rheuma und Gicht beitragen können.

Rheuma- und Gichtpatienten berichten von einer spürbaren Besserung der Beweglichkeit der Gelenke und weniger Schmerzen.

Eine Löwenzahn-Kur kann durch die Anregung der Gallensaftsekretion auch der Bildung oder der Vergrößerung von bereits vorhandenen Gallensteinen entgegenwirken.

Auch Verdauungsprobleme können mit dem Löwenzahn gelindert werden. Außerdem hat der Löwenzahn auch eine harntreibende und somit entwässernde Wirkung, sodass er auch bei Problemen mit den Harnwegen hilfreich sein kann.

In der Anwendung zur Vorbeugung oder Behandlung akuter Beschwerden ist eine Löwenzahn-Kur zu empfehlen. Dazu wird der Löwenzahn in Form der frischen Pflanzenblätter mit den täglichen Speisen als Tee, als Löwenzahnwurzelextrakt, als Löwenzahnfrischpflanzensaft oder als Löwenzahnblattpulver aus der Apotheke über vier bis sechs Wochen verzehrt. Die Menge und Dauer der Einnahme sollten Sie unbedingt mit Ihrem Arzt oder Apotheker klären.

EIN TIPP

Löwenzahn hilft bei Verdauungs- und Stoffwechselstörungen. Das Kraut des Löwenzahns wirkt wassertreibend und abführend. Die jungen frischen Blätter werden zur Zubereitung von Salaten oder Suppen verwendet. Die Löwenzahnwurzeln kann man auch im Winter ernten, sofern kein Schnee liegt, der Boden nicht gefroren ist und man die Pflanzen findet.

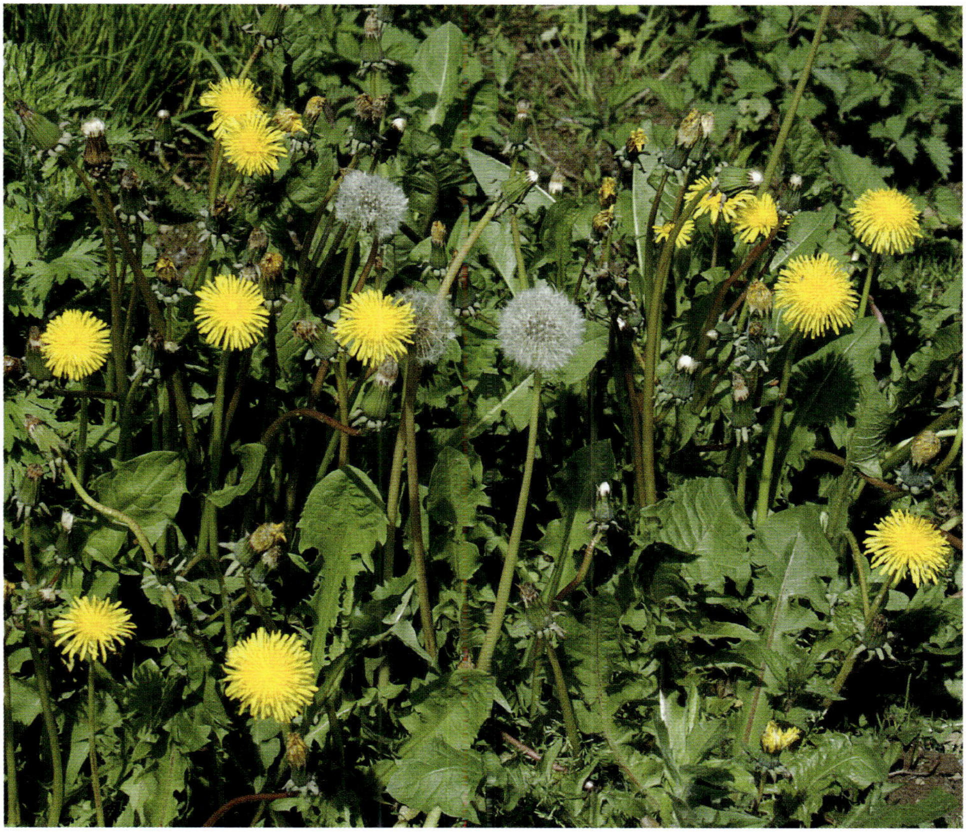

Meerrettich

Armoracia rusticana

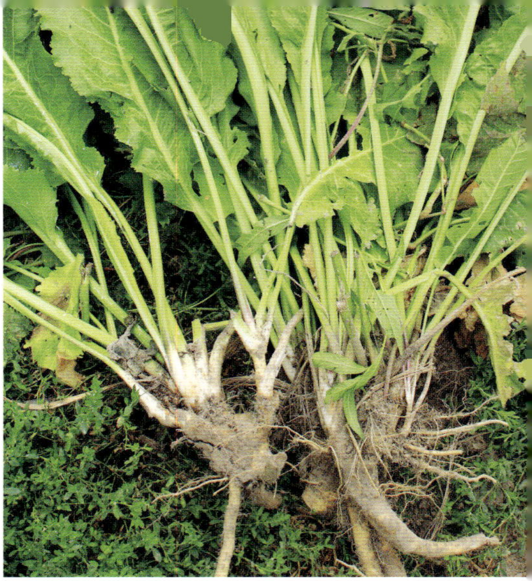

Schon im Mittelalter war die Schärfe des Meerrettichs eine beliebte Würze, denn Meerrettich regt Galle und Magen und somit die Verdauung an. Die scharfen Inhaltsstoffe des Meerrettichs werden erst bei Verletzung des Pflanzengewebes frei, also wenn die Wurzel zerschnitten oder zerkaut wird. Das reizt genau wie bei der Zwiebel die Schleimhäute von Augen und Nase.

Doch der Meerrettich kann noch sehr viel mehr. Wegen der antibiotischen Eigenschaften wirkt er gegen Pilze und Bakterien. Für den Geschmack und die Heilwirkung sorgen die starken Senföle. Auf der Haut löst der Meerrettich eine gute Durchblutung aus und wirkt entspannend auf die Muskeln.

Die Inhaltsstoffe des Meerrettichs, vor allem die Senföle und Flavonoide (Flavon, Quercetin), haben einen antioxidativen Effekt und können im Körper die krebsauslösenden freien Radikalen vernichten. Darüber hinaus können Glucosinulate und deren Abbauverbindungen, die Isothiocyanate und Thiocyanate, gegen Speiseröhren-, Magen-, Brust-, Leber- und Lungenkrebs wirken. In medizinischen Studien fand man heraus, dass für die Wirksamkeit neben der jeweiligen Substanz auch der Zeitpunkt der Verabreichung sehr wichtig ist. Nur wenn der Meerrettich auch vorbeugend eingenommen wurde, konnte eine Reduzierung des Krebswachstums festgestellt werden. Die Senföle bewirken den „Zelltod“ (Apoptose) und das Absterben von Tumorzellen. Also ist auch hier wieder der vorbeugende Verzehr des Meerrettichs und die Stärkung des Immunsystems die beste Waffe gegen den Krebs.

ANWENDUNG UND DOSIERUNG

Am besten wird der Meerrettich frisch gerieben oder als Frischpflanzensaft verwendet. Im Handel erhältlich sind aber auch Präparate wie Extrakt-Tabletten, Bronchialtropfen und Tinkturen erhältlich.

Zur Stärkung des Immunsystems wird eine mittlere Tagesmenge von 20 g Wurzel empfohlen. Schmackhaft ist der frische Rettich als Salatbestandteil. Generell können frische oder getrocknete zerkleinerte Wurzeln und Frischpflanzenpresssaft sowie andere Zubereitungen genutzt werden.

Verbreitet ist die Verwendung von Meerrettich auch zum Würzen von Saucen, Fleisch- und Fischgerichten. Da die Senföle sich leicht verflüchtigen, sollte Meerrettich nicht gekocht werden, sondern den bereits etwas abgekühlten Speisen kurz vor dem Servieren hinzugegeben werden.

EXKURS:

Moringa oleifera

Der Moringa-Baum ist heute in der ganzen Welt in gemäßigten feuchtwarmen Klimazonen verbreitet, und er wird oft als „Wunderbaum“ bezeichnet. Der ursprünglich aus der Region des Himalaja stammende Moringa-Baum ist auch unter dem Namen „Meerrettichbaum“ bekannt. Man kennt den immergrünen Baum oder Strauch mit seinem flaschenähnlichen Stamm und seinen bohnenförmigen Früchten auch unter dem Namen „Baum des Lebens“. Die Moringapflanze wird heute fast in allen tropischen und subtropischen Regionen der Welt angebaut und ist dort für die Menschen eines der wenigen Hauptnahrungsmittel, das ganzjährig verfügbar ist. Die Pflanze enthält sehr viele lebensnotwendige Eiweiß- und Ballaststoffe und bewahrt Millionen Menschen in den Entwicklungsländern vor Hunger und Mangelernährung.

Die nahrhafte und vitaminreiche Pflanze ist reich an Eisen, Kupfer, Magnesium und Phosphor. Die Blätter und die Früchte werden als Gemüse gekocht. Der gepresste Saft der Pflanzen ist ein nahrhaftes Getränk und oft Bestandteil von Suppen und Soßen.

Der Moringa-Pflanze werden viele gesundheitsfördernde und auch antibiotische Wirkungen nachgesagt, die aber wissenschaftlich fundiert bis heute nicht bewiesen werden konnten.

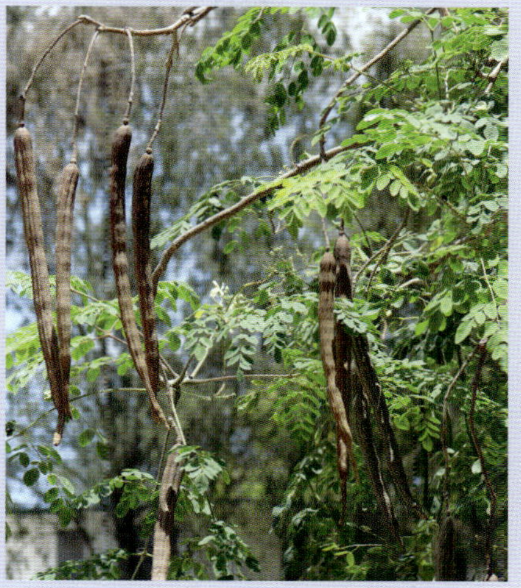

Es gibt weltweit viele Studien von kommerziellen Organisationen, die sich auf eine sehr kleine Zahl von Probanten und wissenschaftlich nicht haltbare Methoden stützen. Aufgrund der feststellbaren Inhaltsstoffe ist eine antibiotische oder antientzündliche Wirkung nicht wahrscheinlich. Moringa ist kein anerkanntes Naturheilmittel und kann daher nur als Nahrungsergänzungsmittel gelten.

Das österreichische Department für Evidenzbasierte Medizin und Klinische Epidemiologie der Universität Krems in Krems a. d. Donau, hat viele der angeblichen Studien überprüft und konnte keine wissenschaftlich fundierten Aussagen bestätigen. Das unabhängige Institut wird durch die Bundesgesundheitsagentur Österreichs sowie den Niederösterreichischen Gesundheits- und Sozialfonds finanziert *(www.medizin-transparent.at/moringa-wunderbaum-zum-einnehmen)*.

Odermennig

Agrimonia eupatoria

Schon in der Antike war der Odermennig, auch Ackerkraut genannt, eine geschätzte Heilpflanze. Bei Durchfall, Erkältungskrankheiten und anderen Infektionen leistet er auch heute noch wertvolle Hilfe. Der Odermennig ist als wildes „Unkraut" in Europa, Asien und Nordamerika weit verbreitet. In Europa findet man überwiegend die Unterart „Agrimonia eupatoria". Die winterharte Pflanze wächst in Wäldern und Feldern, gedeiht aber auch im Garten. Sowohl die Duftstoffe der Blätter und der Blüten erinnern an Aprikosen oder Zitronen.

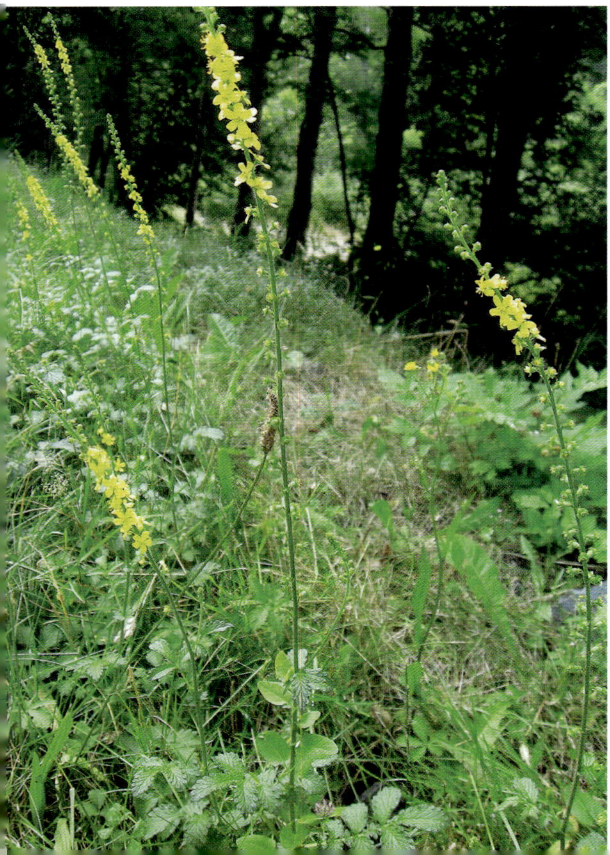

INHALTSSTOFFE UND WIRKUNG

Der Odermennig enthält heilende Wirkstoffe wie das Catechin, ein Polyphenol und Antioxidationsmittel sowie das Thiamin, ein B-Vitamin und das Quercitrin, ein entzündungshemmender Wirkstoff. Außerdem enthält die Pflanze auch das komplexe Polyphenol Tannin. Dieser Pflanzenbitterstoff wirkt adstringierend (zusammenziehend). Die Inhaltsstoffe der Pflanze wirken antibiotisch, bakterienhemmend, harntreibend, entzündungshemmend, wundheilend und verdauungsfördernd.

ANWENDUNG UND DOSIERUNG

Am einfachsten ist es, den Odermennig als Tee zu genießen. Bei Durchfall sollte man vier bis sechs Tassen leichten Odermennig-Tee trinken (ein Teelöffel getrockneter Odermennig auf einen Liter heißes Wasser). Ein stärkerer Tee wird zum Gurgeln bei Halsschmerzen und Husten empfohlen. Hierfür gibt man zwei Teelöffel getrocknete Blätter oder Blüten in einen Liter heißes Wasser und lässt den Tee fünf bis fünfzehn Minuten ziehen. Zur Behandlung von Wunden oder Hautausschlägen verwendet man besser das Odermennigöl.

Der Odermennig ist in Drogerien und Apotheken in Form von getrockneten Blättern, Stängeln und Blüten, als Pulver, Fluidextrakt und ätherisches Öl erhältlich.

Olivenbaumblätter

Oleae folium

Die Wirkung von Olivenbaumblättern und deren Extrakt ist schon den Menschen der Antike bekannt gewesen, wenngleich sie die Wirkung nicht wirklich erklären konnten. Inzwischen wurde die Wirkung auch durch zahlreiche wissenschaftliche Studien und in Langzeittests bestätigt. Die Früchte, Rinde, Wurzeln und besonders die Blätter des Olivenbaumes enthalten u.a. den Bitterstoff Oleoperin, der nicht nur die weißen Blutkörperchen aktiviert, sondern auch die Vermehrung von Bakterien eindämmt, indem er deren Produktion von Aminosäuren stört.

INHALTSSTOFFE UND WIRKUNG

Die Olivenblätter enthalten neben dem Oleuropein auch noch weitere sekundäre Pflanzenstoffe wie Flavonoide, Phytosterine, Polyphenole, Glycoside, Terpene und Bitterstoffe. Die Tatsache, dass Olivenbäume gegen Pilzbefall und Bakterien so gut wie gänzlich resistent sind, ließ die Wissenschaft aufhorchen und intensive Forschungen anstellen.

Die starke antioxidative Wirkung des Olivenblattextraktes, der Chlorophyllanteil und die enthaltenen Pflanzenstoffe erklären die Einzelwirkungen, die auch durch wissenschaftliche Studien bewiesen wurden.

Olivenblattextrakt wirkt entzündungshemmend, blutdrucksenkend, antibiotisch gegen Bakterien, antimykotisch gegen Pilzkrankheiten, antiparasitär gegen Insekten wie Milben und Läuse. Vor allem die Wirkung gegen das Bakterium „Heliobacter pylori“ ist hochinteressant. Wissenschaftler der WHO (Weltgesundheitsorganisation) sind überzeugt, dass fast die Hälfte der Weltbevölkerung das Bakterium in sich trägt und zu Magenschleimhautentzündungen, Magengeschwüren und anderen Erkrankungen im Magen-Darm-Trakt führen kann.

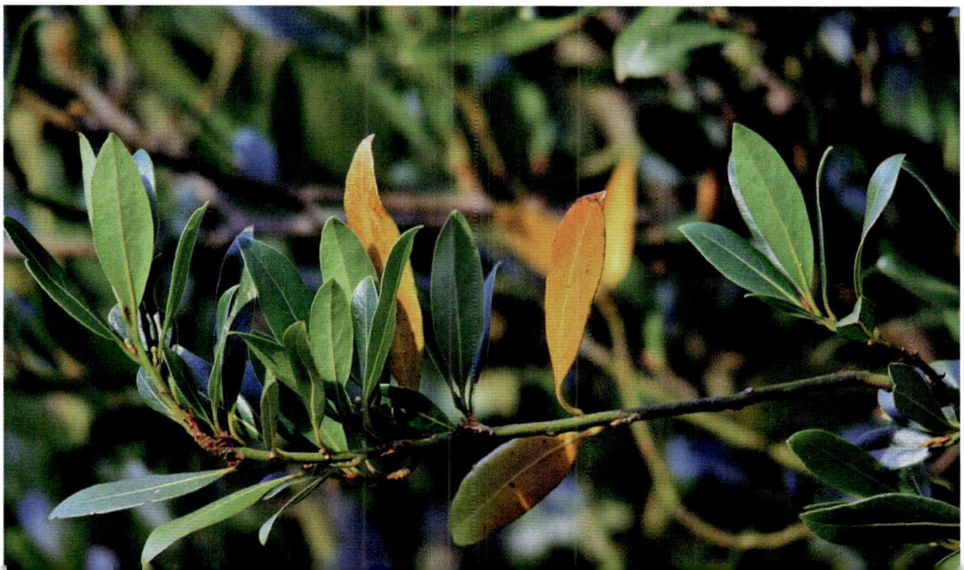

Des Weiteren wurden Forschungen angestellt, nach denen sich auch eine Wirkung gegen Herpes Viren, Grippe Viren, Candida albicans (Scheidenpilz), gegen die Bakterien Staphpylococcus aureus, Streptococcus mutans und Eschericha coli gezeigt hat.

ANWENDUNG UND DOSIERUNG

Bei Bakterieninfektionen beträgt die Dosis normalerweise täglich drei Kapseln (500 mg, mindestens 15% Oleoperin) von den Mahlzeiten versetzt eingenommen über einen Zeitraum von einer Woche. Bei schweren Infektionen kann die Dosis verdoppelt werden. Vor allem bei Erkrankungen im Magen-Darm-Trakt kann das Olivenblätterextrakt helfen. Doch sollte bei allen akuten entzündlichen Krankheiten immer ein Arzt konsultiert werden.
Olivenblätterextrakt oder Olivenblättertee kann auch vorbeugend zwei- bis dreimal im Jahr als zweiwöchige Kur eingesetzt werden.

OLIVENBLÄTTERTEE

2 EL frische oder getrocknete Olivenblätter mit 0,5 Liter kochendem Wasser übergießen und 15 Minuten abgedeckt ziehen lassen. Danach abseihen und über den Tag verteilt drei Tassen davon trinken. Je länger der Tee zieht, umso stärker wird die Wirkung, doch wird er dadurch auch bitterer. Man kann den Tee mit einer Messerspitze getrockneter Steviablättern oder etwas Honig süßen. Eine Stunde vor dem Schlafengehen getrunken hilft er auch gegen Schlafstörungen.

Oregano
Origanum vulgare

Oregano ist eine sehr wirksame Heilpflanze die ursprünglich aus der Mittelmeerregion stammt. Sie zählt zu den wirkungsvollsten natürlichen Antibiotika und ist darüber hinaus ein starkes fungizides (pilzhemmendes) Heilmittel und sehr hilfreich bei Pilz-Infektionen aller Art.

Oregano ist auch eine beliebte Würzpflanze und darf in der mediterranen Küche nicht fehlen. Auch in Mitteleuropa wird die Pflanze inzwischen angebaut und kultiviert, wo man das frische Oregano-Kraut heute fast in jedem Supermarkt kaufen kann.

INHALTSSTOFFE UND WIRKUNG

Dem Oregano wird auch eine blutverdünnende Wirkung zugeschrieben, sodass es auch vorbeugend gegen Herzinfarkt und Schlaganfall wirksam ist.

Die Heilkraft des Oregano ist auch von klimatischen Bedingungen und den jeweiligen Bodenverhältnissen am Standort abhängig. Je heißer das Klima und je trockener der Boden, umso stärker sind seine Inhaltsstoffe und sein Geschmack. Frisch geerntet wirkt die Pflanze am besten. Als getrocknetes Kraut verliert es an Aroma und an Heilkraft.

In der Traditionellen Chinesischen Medizin (TCM) wird die Oreganopflanze seit vielen Jahrhunderten vor allem bei Krankheiten im Magen-Darm-Trakt erfolgreich eingesetzt. Auch bei Atemwegserkrankungen wie Husten und Bronchitis wird seine schleimlösende Wirkung geschätzt.

Die konzentrierte Heilkraft des Oreganoöls wirkt um ein Vielfaches stärker als das getrocknete oder das frische Kraut der Pflanze. Das Oreganoöl ist ein sehr starkes natürliches Antibiotikum, das in medizinischen Studien auch seine gute Wirkung gegen multiresistente Keime bewiesen hat.

Oregano enthält auch viele an Antioxidantien (Flavonoide und Phenolsäuren) und ist daher eines der stärksten antioxidativ wirksamen Lebensmittel. Dennoch konnte bisher noch keine krebs- oder tumorhemmende Wirkung nachgewiesen werden, auch wenn man diese vermutet. Doch die Antioxidationskraft bekämpft natürlich die freien Radikalen, was zumindest krebsvorbeugend wirkt.

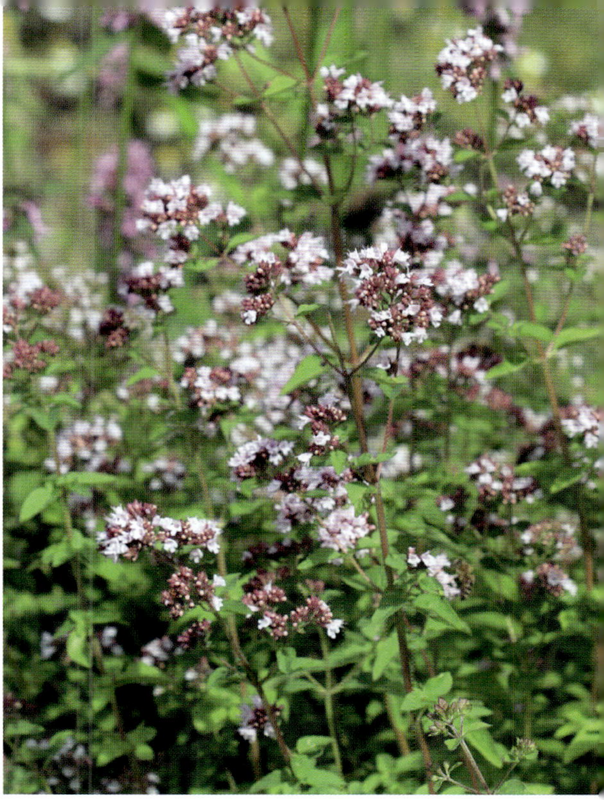

ANWENDUNG UND DOSIERUNG

Das frische Oregano-Kraut in den alltäglichen Speiseplan als Gewürz aufzunehmen, ist mit Sicherheit eine Maßnahme mit starker vorbeugender Wirkung gegen alle oben genannten Leiden und Krankheitsbilder.

Bei akuten Erkrankungen des Magen-Darm-Trakts, bei Atemwegserkrankungen, Husten und Bronchitis kann man zwei- bis dreimal täglich fünf Tropfen Oreganoöl aus der Apotheke in ein Glas Wasser oder Pfefferminztee geben. Man kann auch Oreganoöl-Kapseln einnehmen, das ist unkomplizierter und die Wirkstoffe können genauer dosiert werden.

Bei der Behandlung aller Erkrankungen mit Oreganoöl sollte zusätzlich viel stilles Mineralwasser oder leichter Kamillentee getrunken werden, um den Organismus bei der Entgiftung zu unterstützen. Da das Oreganoöl die Bakterien, Viren und Pilze tötet, entstehen dabei auch Giftstoffe, die schneller ausgeschieden werden, wenn man viel trinkt.

Die Behandlung und Einnahme von Oregano-Produkten sollte immer mit dem Arzt geklärt und verordnet werden, da auch starke Naturmedizin ungewollte Nebenwirkungen haben kann. Oreganoöl sollte nicht während der Schwangerschaft eingenommen werden. Auch Babys und Kleinkinder sollten nicht mit Oreganoöl behandelt werden.

Menschen, die an Eisenmangel leiden, sollten das Oreganoöl zwei Stunden vor oder nach den Mahlzeiten einnehmen, da es die Aufnahme von Eisen reduzieren kann.

Papaya

Carica papaya

Die Papaya ist eine tropische Frucht mit orangefarbenem bis kräftig rotem Fruchtfleisch und den kleinen schwarzen Körnern im Inneren. Sie ist heute bei uns das ganze Jahr über im Obst- und Gemüsehandel verfügbar. Schon Christoph Columbus lernte die Frucht in Südamerika kennen und bezeichnete sie als „Engelsfrucht".

INHALTSSTOFFE UND WIRKUNG

Papayas enthalten viel Vitamin C, die Vitamine A und E und viele der B-Vitamine. Das ebenfalls enthaltene Beta-Carotin färbt das Fruchtfleisch der Papaya und die enthaltenen Antioxidantien, wie das Lycopin, hemmen die Vermehrung von freien Radikalen. Die Frucht enthält Magnesium, Kalium, Folsäure, Pantothensäure, Riboflavin, Nician, Selen, Eisen und Phosphor. Das Papain ist ebenfalls ein wichtiger Inhaltsstoff und ein wichtiges Enzym für Stoffwechsel und Verdauung.

Da die kalorienarme Papaya aufgrund ihrer vielen Ballaststoffe gut sättigt, ist sie eine wertvolle Unterstützung bei der Gewichtsreduzierung. Zusätzlich ist das enthaltene Enzym Papain sehr wichtig für einen optimalen Eiweißstoffwechsel. Es spaltet die Eiweiße in Aminosäuren auf, sodass diese von unserem Organismus aufgenommen und verwertet werden können. Somit können keine unverdauten Eiweiße mehr in den Darm gelangen und den Parasiten als Nahrung dienen. Das Papain sorgt in Verbindung mit den Ballaststoffen für eine gesunde Darmflora und beugt Krankheiten des Magen-Darm-Traktes vor.

Das reife Fruchtfleisch der Papaya enthält weniger Papain als die unreife Frucht, die aber unreif kaum genießbar ist. Auch in den Kernen der Papaya ist das Papain zu finden. Die Kerne schmecken ähnlich wie Pfeffer und können auch als Würze in Salaten und Soßen dienen.

Jüngsten Erkenntnissen zufolge ist die Übersäuerung unseres Körpers oft die Grundlage für chronische Erkrankungen oder Krebs, da unsere Immunabwehr fehlgeleitet wird und sich gegen körpereigene Abwehrstoffe wendet (Antiimmunkrankheiten). Durch den sehr geringen Anteil an Fruchtsäuren sorgt die Papaya für einen ausgeglichenen Säure-Basen-Haushalt und entzieht damit diesen Krankheiten den Nährboden und verhindert dadurch auch Entzündungen. Die Ursache dafür ist, dass freie Radikale vernichtet werden, Immunkraft gestärkt wird und Krebsverursacher zurückgedrängt werden.

Das Papain wirkt darüber hinaus auch antiviral und antimykotisch gegen schädliche Viren und Pilze im Darm.

ANWENDUNG UND DOSIERUNG

Die Papaya kann in beliebigen Mengen Bestandteil der täglichen Ernährung sein, ohne dass eine Überdosierung zu befürchten wäre. In Apotheken und Drogerien gibt es Papaya-Präparate, die die Wirkstoffe konzentriert enthalten und eine genaue Dosierung ermöglichen. Aber frische Papayas schmecken deutlich besser.

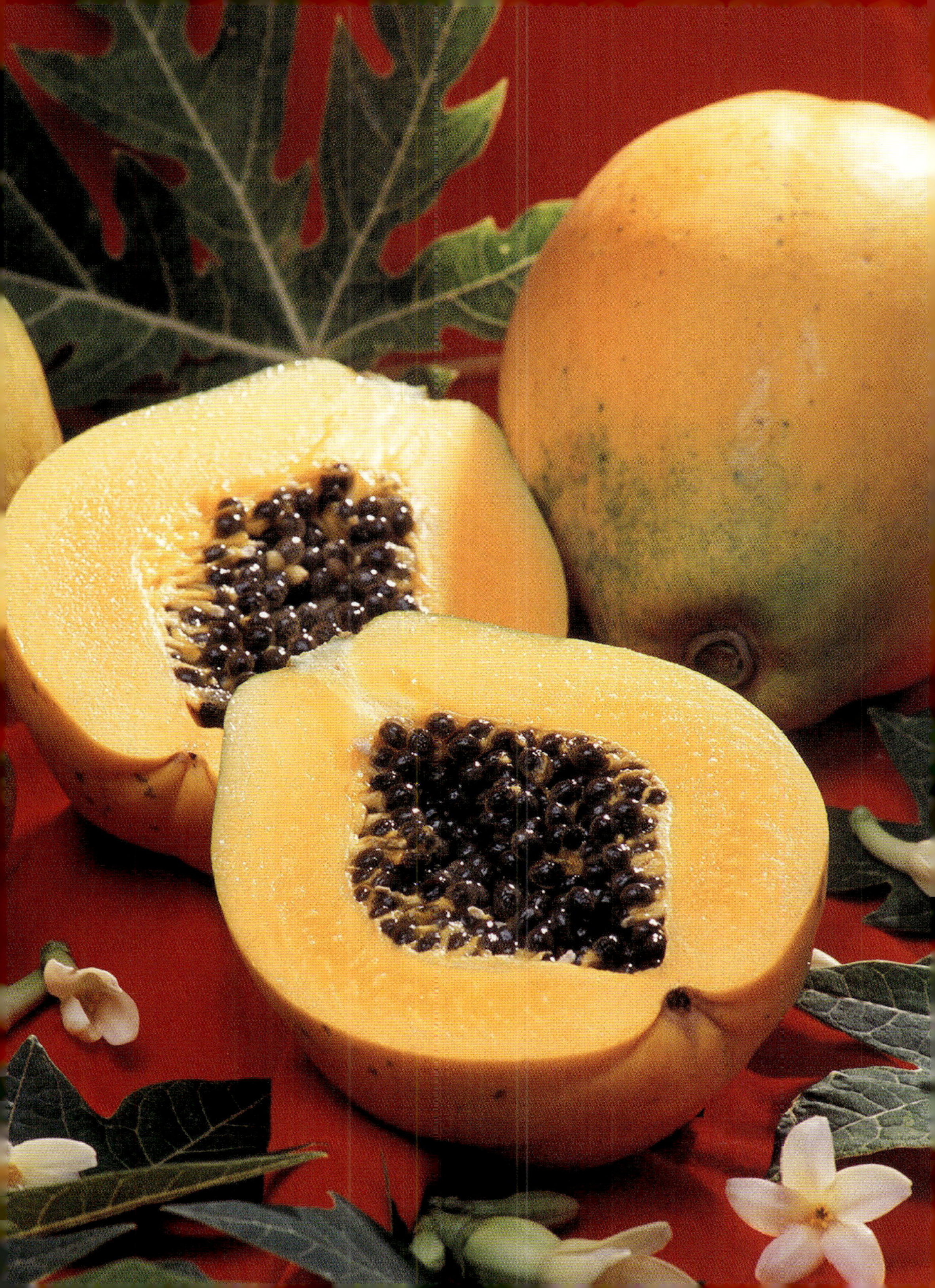

Pfefferminze

Mentha piperita

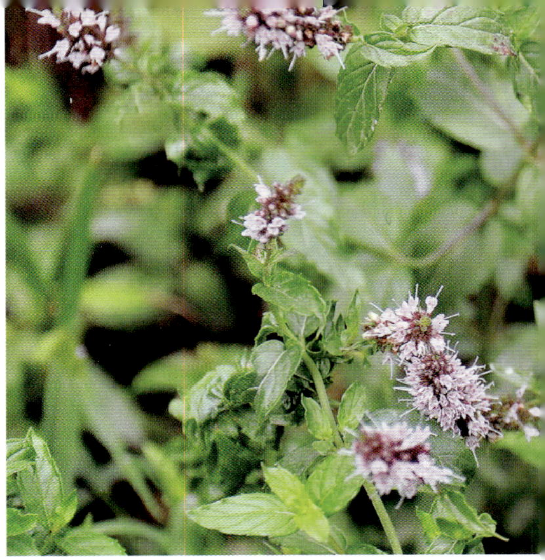

Pfefferminze ist eine Pflanze, die gut im eigenen Garten wächst und sich mit grünlich-violetten lanzenförmigen Blättern schmückt. Der Geschmack von Pfefferminze erinnert an eine Kreuzung von Pfeffer und Chlorophyll, riecht balsamisch und hat eine erst wärmende und dann kühlende Wirkung.

Die Pfefferminze wurde erst im 17. Jahrhundert durch die Kreuzung verschiedener Wildformen der Minze gezüchtet. Sie ist eine sogenannte Hybrid-Minze, also eine Kreuzung zwischen der Krauseminze und der Wasserminze. Sie ist eine unfruchtbare Pflanze, die sich nicht über befruchtete Blüten und Samen, sondern nur durch die Verbreitung ihrer Rhizome (Wurzeln) und daraus hervorwachsende Ableger vermehren lässt. Die stark duftende Pflanze ist mehrjährig und winterhart und erreicht eine Höhe von bis zu 90 Zentimetern.

Die Aromastoffe der Pfefferminze werden in Kosmetika, Seifen, Zahnpasten und Mundspülungen und Kaugummi verwendet. Um die enthaltenden Duftöle der Pfefferminze besser zu nutzen, werden diese durch Wasserdampfdestillation aus den frischen oder teilweise getrockneten Blättern herausgelöst und so konzentrierteres Pfefferminzöl gewonnen.

INHALTSSTOFFE UND WIRKUNG

Die Hauptwirkung entfaltet die Pfefferminze durch das enthaltene Menthol. Dieses ist ein ätherisches Öl und wirkt auf die kälteempfindlichen Rezeptoren in der Haut, im Mund und im Rachen. Es sorgt für eine kühlende Wirkung, die beim Auftragen oder Verzehr von Pfefferminze ausgelöst wird. Menthol wirkt außerdem als natürliches Analgetikum (Schmerzmittel) und mild betäubend. Weitere ätherische Öle sind Menthon und Menthol Acetat.

In der Pfefferminze vorhandene Vitamine sind die Vitamine A, C und E sowie die Beta-Carotine. Die Blätter enthalten wichtige B-Vitamine wie Folsäure (Vitamin B9), Thiamin (Vitamin B1), Riboflavin (Vitamin B2), Niacin (Vitamin B3) und Pyridoxin (Vitamin B6) und große Mengen an Vitamin K.

Der hohe Anteil von Menthol in der Pfefferminze hilft sehr gut bei Erkrankungen der Atemwege. Das Menthol wirkt schleimlösend und hilft bei Asthma, Bronchitis, Grippe und damit verbundenem Husten. Wie andere ätherische Öle wirkt Pfefferminzöl auch gegen Depressionen, mentale Erschöpfung, Angst, Migräne, Kopfschmerzen und innere Unruhe.

Die in der Pfefferminze enthaltenen Mineralstoffe sind Kalium, Kalzium, Eisen, Mangan

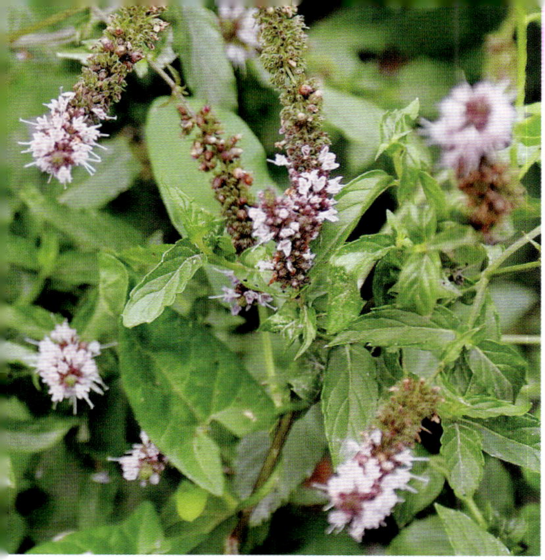

und Magnesium. Kalium ist ein wichtiger Bestandteil in unserem Körper und reguliert die Herzfrequenz und den Blutdruck. Mangan und Kupfer wirken zusammen mit dem antioxidativen Enzym Superoxid-Dismutase und erhöhen die Energie des Körpers.

Durch die verschiedenen Inhaltsstoffe wirkt die Pfefferminze auch antibakteriell gegen das Wachstum von Bakterien wie z.B. gegen Helicobacter pylori, Salmonella enteritidis und Escherichia coli. Neuere Untersuchungen zeigen, dass das Pfefferminzöl auch gegen multiresistente Bakterien wirkt, die gegen herkömmliche synthetische Antibiotika resistent sind. Pfefferminze ist außerdem in der Lage, das Wachstum von bestimmten Pilzarten zu hemmen.

ANWENDUNG UND DOSIERUNG

Die einfachste und bekannteste Anwendung gegen Bronchitis, Husten, Kopfschmerzen, Magen- und Darmbeschwerden und innere Unruhe ist die Zubereitung und das Trinken eines Pfefferminztees, den man aus frischen oder auch getrockneten Blättern herstellen kann.

Wenn man Pfefferminzöl äußerlich auf Stirn uns Schläfen aufträgt, so lindert dies Kopfschmerzen und Migräne und hilft auch leichtes Fieber zu senken. Die äußerliche Anwendung von Pfefferminzöl reguliert den pH-Wert der Haut und hilft gegen Akne, Hautausschläge und Ekzeme.

Pfefferminze ist ein hervorragendes Allroundheilmittel und hilft gegen die unterschiedlichsten Beschwerden. Bei Menstruationsbeschwerden z. B. wirken 2 bis 3 Tassen Pfefferminztee täglich entspannend auf die Muskulatur, lindern die Schmerzen und helfen auch bei Schlafstörungen.

WICHTIGE HINWEISE:

Das Pfefferminzöl sollte man weder innerlich noch äußerlich unverdünnt anwenden. Auf der Haut kann es zu Reizungen führen und innerlich kann es Magen-Darm-Probleme auslösen. Konzentrierte Pfefferminzprodukte können allergische Reaktionen wie Übelkeit und Erbrechen verursachen. Bei Gallenproblemen sollte man Pfefferminze innerlich nicht anwenden. Der Inhaltsstoff Menthol kann bei Säuglingen und Kleinkindern Atemnot auslösen. Pfefferminzöl nicht auf die Brust massieren und das Kind nicht daran riechen lassen. Asthmapatienten müssen mit dem Arzt abklären, ob sie Pfefferminzheilmittel einnehmen dürfen. Das Inhalieren mit ätherischen Ölen ist für Asthmatiker tabu.

Propolis

Bienenkittharz

Genau wie der Bienenhonig ist auch das sogenannte Propolis als ein Naturheilmittel zu bezeichnen, das die Honigbienen mithilfe von Harzen und sekundären Pflanzenstoffen herstellen. Also ein Pflanzenextrakt, das uns von den Bienen geliefert wird. Es ist ein natürliches Antibiotikum, das die Bienen zum Schutz ihrer Jungen vor Viren, Bakterien, Pilzen und Parasiten über Jahrmillionen entwickelt haben.

Bienen sammeln neben Blütenstaub und Honig auch die harzigen Exsudate von Knospen und Blättern verschiedener Bäume, vor allem von Pappel, Birke, Weide und Kastanie. Im Bienenstock nagen dann die „Stockbienen" die mitgebrachte Ausbeute von den Pollenhöschen der „Arbeiterinnen vom Außendienst" ab, fügen Drüsensekrete und Wachs hinzu und dichten mit dieser Harzmasse die Wabenzellen und die Fluglöcher ab. So wird der Bienenstock vor Zugluft, Nässe und Parasiten und die Waben mit der Brut vor Mikroben- und Pilzbefall geschützt.

Imker kennen schon sehr lange die antimikrobielle Schutzwirkung von Propolis und kratzen das kostbare Nebenprodukt aus den

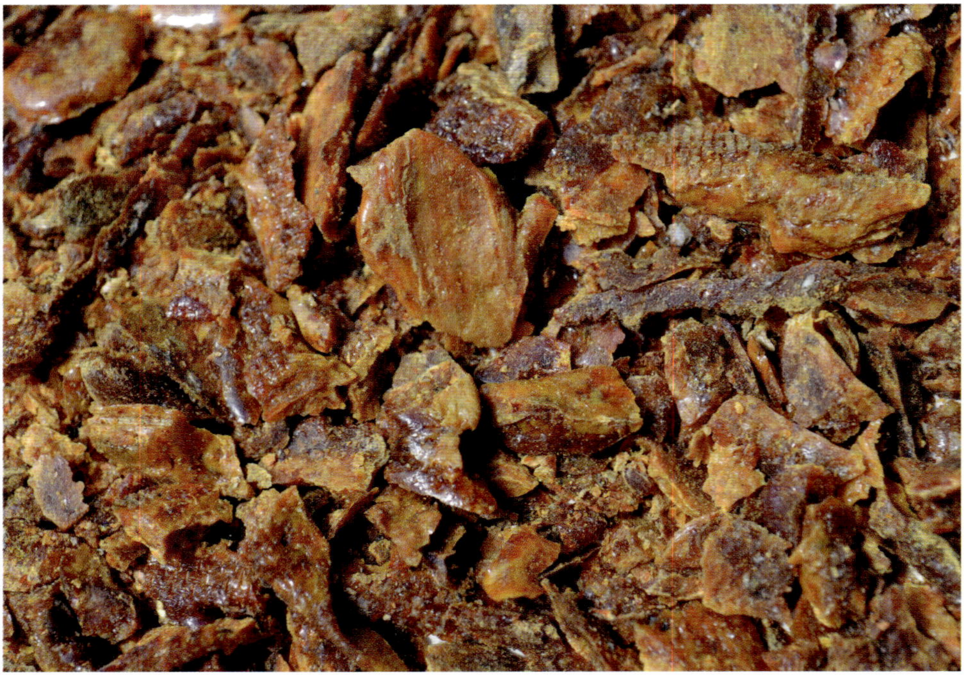

Wabenrahmen. Ein Bienenvolk liefert im Jahr etwa 50 bis 200 g Propolis.

Das Propolis zur Infektabwehr und Immunisierung war bis vor wenigen Jahrzehnten vorwiegend den Imkern und Naturheilkundigen bekannt. Die jeweilige Zusammensetzung von Propolis und die Wirkung variieren je nach Standort und Jahreszeit stark. In Forschungsprojekten am Institut für Pharmazeutische Biologie und Phytochemie an der freien Universität Berlin unter Prof. Dr. H Schilcher in den 1990er Jahren wurde dies anhand von Propolis aus allen Erdteilen eindeutig festgestellt. Das beste und wirksamste Propolis liefern Pappeln.

INHALTSSTOFFE UND WIRKUNG

Heute kennt man die rund 150 Inhaltsstoffe von Propolis. Die wichtigsten und wirksamsten sind die Flavonoide mit 1,2 bis 29% Anteil (u.a. Galangin, Apigenin, Pinobanksin) sowie phenylsubstituierende Carbonsäuren mit 3 bis 50% Anteil (u.a. Benzoe-, Zimt-, Ferula- oder Kaffeesäurederivate, ebenso ätherische Öle mit 0,1 bis 8% Anteil (Farnesol, Geraniol, Cineol, Caryophyllen, Zimtaldehyd u.a.). Die meisten der genannten Substanzen sind für ihre antimikrobielle und entzündungshemmende Wirkung bekannt.

Insbesondere bei Atemwegsinfektionen hat sich die Anwendung von Propolis bewährt, da die erwiesene antivirale und antibakterielle Wirksamkeit durch eine immunstimulierende Wirkung ergänzt und die körpereigenen Abwehrkräfte unterstützt werden. Die Wirkstoffe des Propolis unterbrechen die Zellteilung bei Mikroorganismen, sie zerstören das Zytoplasma und die Zellwände von Viren und einigen Pilzen und hemmen die Proteinbiosynthese z. B. bei Viren.

Eindeutig belegt und in ihren Wirkungsmechanismen geklärt wurden keimhemmende Effekte gegenüber Bakterien, wie grampositiven (Staphylo- und Streptokckken) und gramnegativen Keimen (E. coli, Pseudomonas) und Dermatophyten. Ebenso belegt ist eine moderate antivirale Wirksamkeit gegenüber Rhino- und Herpesviren.

ANWENDUNG UND DOSIERUNG

Vor allem wegen seiner antiseptischen Eigenschaften wird das Propolis als Bestandteil von Salben zur unterstützenden Behandlung von Hautverletzungen und -entzündungen eingesetzt. In Form von Pinsellösungen oder Lutschtabletten wird Propolis auch zur Behandlung von Schleimhautentzündungen verwendet.

Innerlich wird Propolis bei Atemwegserkrankungen, Magengeschwüren, Entzündungen der Harnwege sowie bei Hautkrankheiten eingesetzt.

In der Apotheke gibt es diverse Propolispräparate wie Propolisöl, Tinkturen, Salben und andere Extrakte. Für die unterschiedlichen Anwendungsgebiete fragen Sie am besten Ihren Arzt oder Apotheker nach der geeigneten Medizin.

Ringelblume

Calendula officinalis

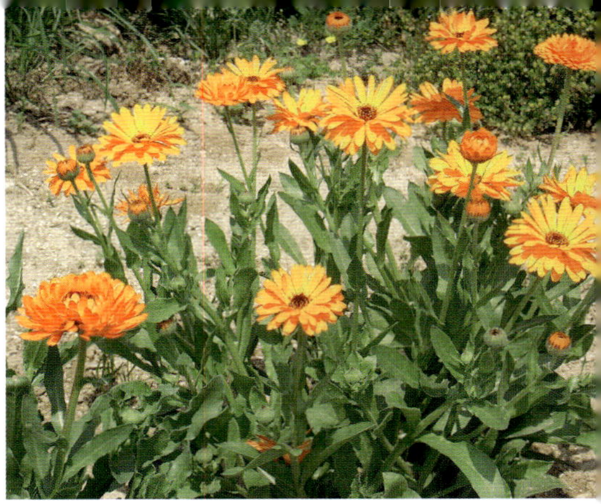

In Südeuropa und im Orient wächst die Ringelblume wild, hier dagegen wird sie meist in Gärten angepflanzt. Die Ringelblume blüht von Juni bis Oktober und enthält viele antioxidative, antivirale, antibiotische, entzündungshemmende und wundheilende Stoffe.

INHALTSSTOFFE UND WIRKUNG

Die Inhaltsstoffe sind Flavonoide, Carotinoide, Triterpendiole, Saponine und ätherische Öle. Die antimikrobielle Wirkung hemmt das Wachstum von Bakterien und Pilzen. Die antibiotische Wirkung der Calendula officinalis beruht auf dem Zusammenwirken vieler Substanzen, sodass keine Resistenzen auftreten. Die Ringelblume fördert die Bildung von neuem Binde- und Zellgewebe.

Seit vielen Jahrhunderten werden die Ringelblumenblüten als Aufgüsse, Bäder, Salben und Tinkturen innerlich und äußerlich angewendet. Beispielsweise bei Entzündungen der Mund- und Rachenschleimhaut, in Ölform und auch als mild wirkender Salbenbalsam für die Haut. Prinzipiell können alle Teile der Ringelblume verwendet werden – vor allem die Blüten und Sprossenspitzen sowie die Blätter haben sich als wirksam erwiesen. Die Inhaltsstoffe der Pflanze fördern die Durchblutung und wirken krampflösend, abschwellend und schmerzstillend.

ANWENDUNG UND DOSIERUNG

Die äußerliche Anwendung der Calendula kann auf vielfältige Weise erfolgen. Hierbei werden die ganzen Blüten (frisch oder getrocknet) verwendet. Ein Aufgusstee aus den Blütenblättern kann als Spülung bei Entzündungen im Mund- und Rachenraum oder für Kompressen verwendet werden. Als Tee oder Salbe können Ringelblumen als natürliches Mittel zur Hautreinigung und -pflege verwendet werden. Bei der äußeren Anwendung wirkt die Ringelblume antibiotisch und entzündungshemmend, wodurch die Heilungsprozesse ebenfalls verstärkt werden können.

Bei der innerlichen Anwendung können die Blüten als Salat oder Suppe gegessen werden. Sie fördern die Durchblutung im Bauchraum, verbessern die Verdauung und lindern Wechseljahresbeschwerden.

In der Apotheke gibt es Ringelblumenöl, Ringelblumen-Teemischungen, Tinkturen, Salben und Extrakte.

RINGELBLUMEN-TEE

Für die Teezubereitung werden 3 Gramm der Calendula-Blüten mit 0,3 Liter heißem Wasser übergossen, danach 10 Minuten ziehen lassen, abseihen und lauwarm trinken.

Rosmarin

Rosmarinus officinalis

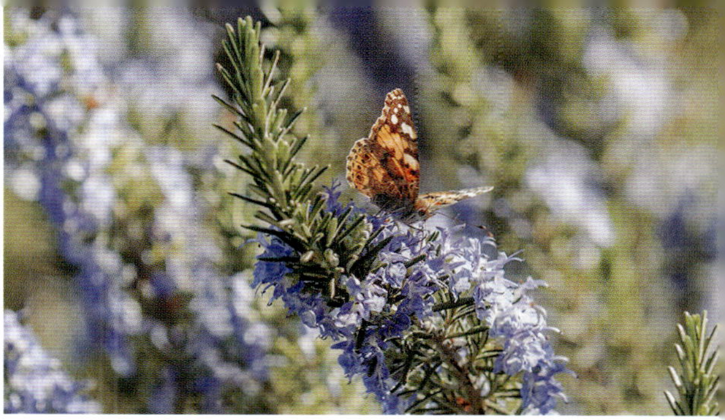

Der Rosmarinstrauch stammt aus der Familie der Lippenblütler. Er ist nicht nur ein beliebtes Küchengewürz, sondern auch eine seit der Antike bekannte und wirksame Heilpflanze aus dem Mittelmeerraum.

INHALTSSTOFFE UND WIRKUNG

Seine wichtigsten Wirkstoffe sind Rosmarinsäure, Rosmanol, Carnosol und Carnosolsäure, Cineol, Kampfer, Borneol und Pinen.

Rosmarin steigert die Gehirnleistung und Konzentration, er beruhigt die Nerven und hebt die Stimmung. Bei Depressionen wirkt er beruhigend und psychisch stabilisierend. Die enthaltene Carnosolsäure schützt das Gehirn vor Oxidation und Giften, die zu Demenz und Alzheimer führen können.

Da es außer Kaffee (Koffein) kaum Naturheilmittel gegen niedrigen Blutdruck gibt, ist der positiv stimulierende Rosmarin für betroffene Patienten ein wahrer Segen. Rosmarin fördert die Durchblutung der Herzkranzgefäße und verbessert die Leistung des Herzmuskels. Er wirkt außerdem krampflösend bei Blähungen und Verdauungsstörungen sowie bei Asthma, Bronchitis und Keuchhusten hustenstillend und schleimlösend. Des Weiteren wirkt Rosmarin antiseptisch und wird daher als natürliches Antibiotikum gegen Hefe- und Schimmelpilze sowie gegen schädliche Bakterien im Darmtrakt eingesetzt.

WICHTIGE HINWEISE

Eine Überdosierung des ätherischen Rosmarinöls kann zu Übelkeit führen. Auch während der Schwangerschaft und der Stillzeit sollten das Öl und der Tee nicht angewendet werden, da Säuglinge und Kleinkinder die ätherischen Öle noch nicht vertragen und es zu schweren Vergiftungserscheinungen kommen kann.

ANWENDUNG UND DOSIERUNG

Sehr gut wirkt der Rosmarin-Tee bei Husten, Übelkeit, Verdauungsproblemen, Blasen- oder Nierenerkrankungen, niedrigem Blutdruck, Nervosität und Erschöpfungszuständen. Außerdem kann er auch direkt auf die Haut aufgetragen werden und wirkt so desinfizierend. Als Badezusatz verwendet hilft er bei der äußeren Wundheilung. Auch eine Aromatherapie mit Rosmarinöl hilft bei Gelenk- und Muskelschmerzen und Genickstarre. Des Weiteren empfiehlt sich die stärkere Dosierung der Rosmarinwirkstoffe durch das konzentrierte Rosmarinöl aus der Apotheke. Einige Tropfen des Öls in einem Glas Wasser oder einer Tasse Tee sind oft schon ausreichend. Die genaue Dosierung sollten Sie mit einem Arzt oder Apotheker absprechen.

Salbei, Echter

Salvia officinalis

Seit über tausend Jahren ist der Salbei bei uns als Heilpflanze bekannt. Vom Mittelmeerraum her, wo er am besten auf magerem Boden gedeiht, verbreitete er sich in den gemäßigten Klimazonen Mitteleuropas. Wild findet man ihn nur noch an den Küsten Italiens.

INHALTSSTOFFE UND WIRKUNG:

Es gibt viele Salbei-Arten. Doch nur der echte Salbei hat durch den in der Pflanze vorhandenen hohen Anteil an Thujon eine antiseptische Wirkung. Thujon bekämpft Viren, Bakterien und diverse Pilzkrankheiten.

Das Thujon wirkt in dem im Salbei enthaltenen ätherischen Öl. Die Gerb- und Bitterstoffe lösen Magen-Darm-Krämpfe und regen die Verdauung an. Außerdem hilft er bei Entzündungen des Mundraumes und bei starkem Schwitzen, wie es in den Wechseljahren häufig auftritt.

ANWENDUNG UND DOSIERUNG

Das Thujon wirkt antiseptisch und kann sogar zu Halluzinationen führen, wenn man es in zu starker Dosierung zu sich nimmt. Man sollte also den Salbei vorsichtig dosieren.

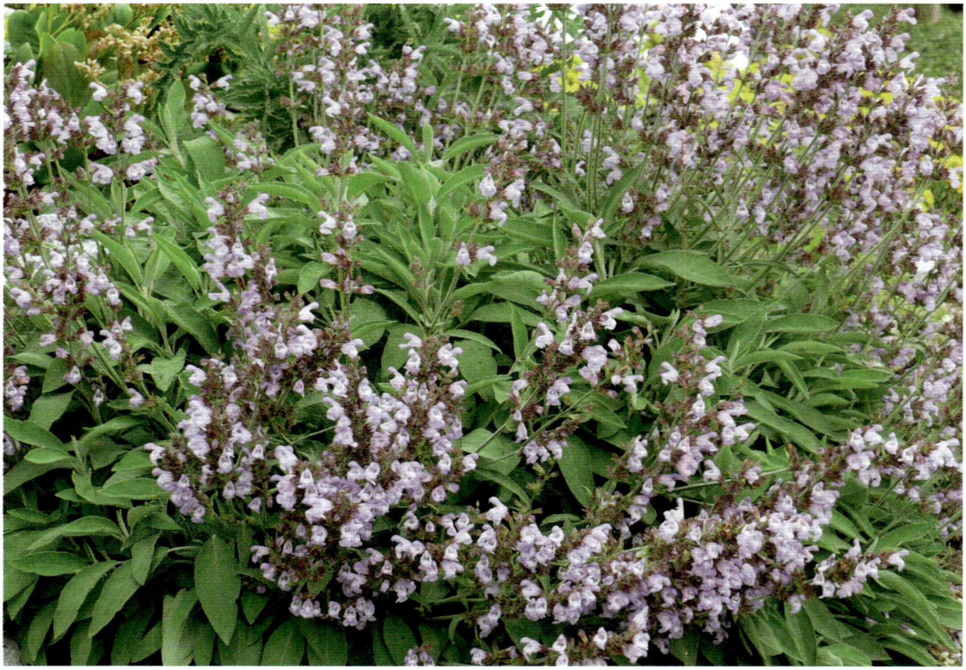

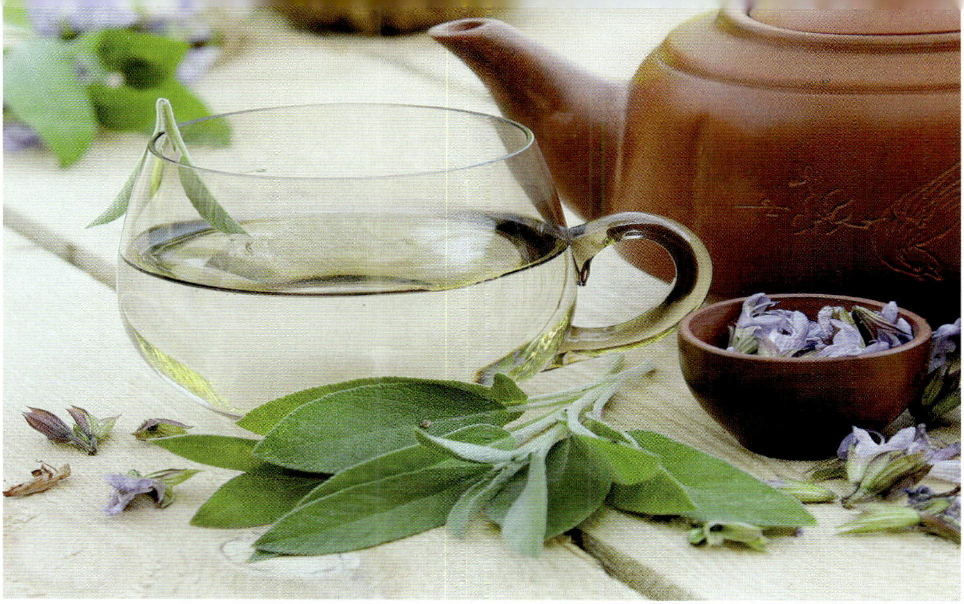

Meist wird aus den getrockneten Salbeiblättern ein Tee zum Trinken, Gurgeln oder auch als Rachenspülung zubereitet. Sammelt man den Salbei selbst, sollte man die Blätter am Nachmittag ernten, da dann das Thujon am stärksten in den Pflanzenteilen des Salbeis enthalten ist. Trocknen sollte man die Blätter am besten nur im Schatten, damit nicht zu viel des ätherischen Öls verdunsten kann.

Bei einer beginnenden Erkältung mit einem ersten Kratzen im Hals und auch bei Halsschmerzen und Heißerkeit, kann man statt Salbeitee auch frische Salbeiblätter zerkauen und diese möglichst lange im Mund behalten. Die zerkauten Blätter kann man bedenkenlos schlucken, so hat der Magen und der Verdauungstrakt auch noch etwas davon und die Wirkstoffe gehen ins Blut über, wo sie ebenfalls ihre Wirkung nicht verfehlen.

Eine Salbeitinktur stellt man aus getrocknetem Salbei her, welche in hochprozentigem Alkohol über mehrere Wochen an einem dunklen Ort stehen gelassen wird. Mit Einreibungen der Tinktur lassen sich leichte rheumatische Beschwerden und Muskelschmerzen lindern.

Außer seiner gesundheitlichen Vorteile ist der Salbei auch als schmackhaftes Gewürzkraut zu erwähnen. Vor allem bei Soßen zu Gemüse-, Geflügel-, Wild- und anderen Fleischgerichten trägt der Salbei zu einem feinen und herb-würzigen Geschmacksaroma bei.

REZEPT SALBEIBUTTER

Zutaten:
100 g Butter
11 bis 14 Salbeiblätter

Zubereitung: Man lässt die Butter in einer Pfanne langsam schmelzen und leicht anbräunen. Die Salbeiblätter dann in dünne Streifen schneiden, zu der Butter geben und kurz anbräunen lassen. In der Salbeibutter werden dann Nudeln oder auch Gnocchi geschwenkt.

Schafgarbe

Achillea millefolium

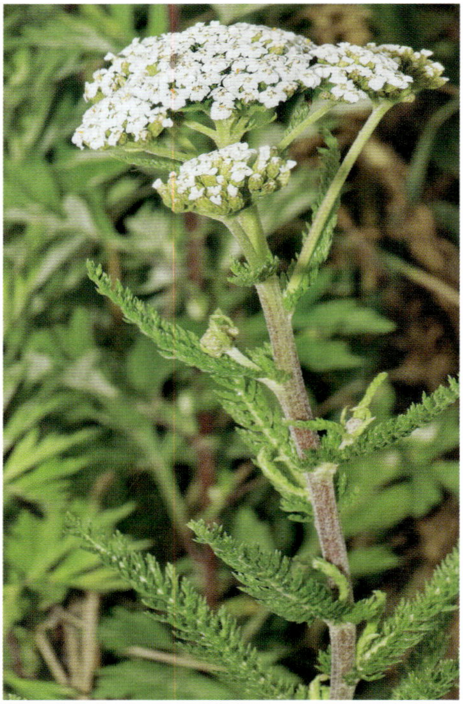

Die Scharfgarbe findet man an Wegrändern und auf Wiesen. Selbst im Namen kommt schon die Heilwirkung vor. „Garbe" ist ein altdeutsches Wort und bedeutet „die Heilende". Schon seit der Antike wusste man, dass diese Pflanze heilende Wirkung besitzt. Vor allem hilft sie bei der Wundheilung, bei Unterleibsbeschwerden und bei gereiztem Magen-Darm-Trakt und Appetitlosigkeit.

INHALTSSTOFFE UND WIRKUNG

Die wesentlichen Wirkstoffe der Scharfgarbe stecken in den Blüten. Dazu gehören ätherisches Öl, Bitterstoffe und Flavonoide. Diese wirken krampflösend, antimikrobiell, verdauungsfördernd und entzündungshemmend.

ANWENDUNG UND DOSIERUNG

Zur allgemeinen Vorbeugung kann man Blüten und Blätter als Würze zu Gemüse und Salaten nutzen.

Schafgarbe-Tee bei Verdauungsproblemen mit etwa 5 Gramm getrocknetem Kraut und 0,5 Liter heißem Wasser aufbrühen, 10 Minuten ziehen lassen, dann abseihen und lauwarm trinken..

Als Badezusatz oder für Kompressen zur Wundheilung genügen 50 Gramm getrocknetes Kraut auf 10 Liter Wasser.

Ein Schafgarbe-Vollbad bei Menstruationsbeschwerden sollte nicht länger als 20 Minuten bei einer Wassertemperatur von 38° Celsius dauern. Bei entzündeten Wunden oder Ekzemen kann auch die Behandlung mit Schafgarbeöl helfen. Hierfür nutzt man die Inhaltsstoffe der frischen Blüten. Diese werden zusammen mit einem sehr hochwertigem Öl in ein Schraubglas gegeben und für vier Wochen an einem sonnigen Ort stehen gelassen. In dieser Zeit sollte man das Glas täglich schütteln. Danach seiht man das Kraut ab. Das Öl ist bis zu einem halben Jahr haltbar.

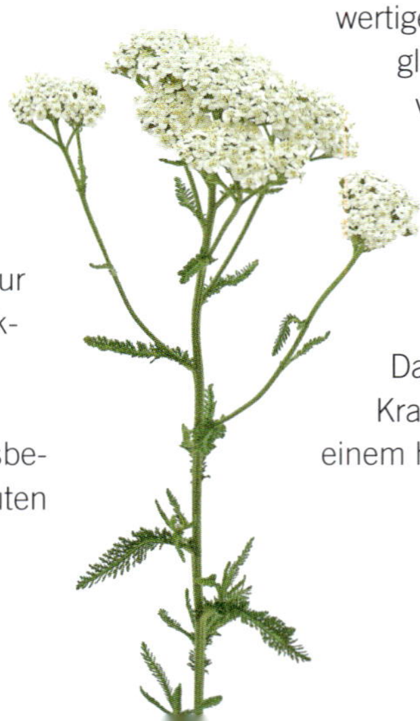

Senf, weißer

Sinapis alba

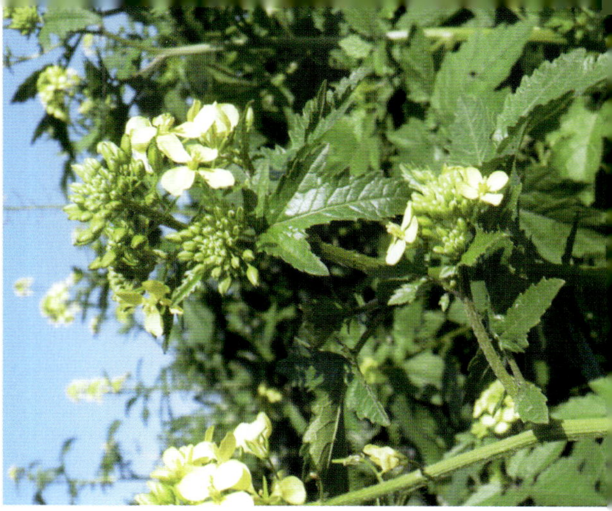

Die Senfpflanze blüht gelb und hat ihren Namen von den weißen Senfkörnern erhalten. Diese werden in den meisten Senfarten verwendet. Beheimatet ist die Pflanze im Mittelmeerraum, wo sie bis zu 1 Meter hoch werden kann.

INHALTSSTOFFE UND WIRKUNG:

Die im weißen Senf enthaltenen Senfglycoside wirken antimikrobakteriell, antientzündlich und schmerzlinderend. Die Senfglycoside sorgen für den scharfen Geschmack.

ANWENDUNG UND DOSIERUNG

Als Speisezusatz regen die Senfkörner die Verdauung und Gallenproduktion an, wirken Blähungen entgegen und sind appetitanregend. Der Senf ist grundsätzlich als Gewürz zu Speisen zu empfehlen. Er hilft vor allem fett- und eiweißreiche Kost wie Fleisch und Wurst gut zu verbrennen und entzieht so den schädlichen Bakterien im Darm die Nährstoffe.

Wenn man von einer Nasennebenhöhlenentzündung oder einer verstopften Nase geplagt wird, sollte man einige Senfkörner pur verzehren. Die Senfglycoside desinfizieren und öffnen die Nase. Auf eine ständige innerliche Anwendung ist zu verzichten, da es zu einer Schädigung der Nieren kommen kann.

Eine äußere Anwendung mit Senf empfiehlt sich bei schmerzhaften Gelenkerkrankungen wie Gicht und Rheuma, die schon über einen längeren Zeitraum andauern. Eine Einreibung mit Senföl oder ein Senfbrei-Umschlag aus Senfmehl (siehe Anleitung unten) kann hierbei gut helfen, aber führt auch zu leichten Hautreizungen und sollte niemals direkt auf die Haut aufgetragen werden. Ab dem Zeitpunkt, an dem es anfängt, auf der Haut zu brennen, wartet man 30 Sekunden, bis man den Breiumschlag oder das Senföl entfernt. Ist die Haut gerötet, sollte man die betroffene Stelle mit Wasser abwaschen und dann mit Olivenöl einreiben, das beruhigt die Haut.

Bei Kindern ist Senföl und Senfbrei nicht anzuwenden. Er ist zu scharf und hautreizend!

SENF-UMSCHLAG

Für einen Senf-Umschlag benötigen Sie 100 Gramm Senfmehl aus der Apotheke. Dieses zusammen mit 100 Gramm Weizenmehl mischen und mit lauwarmem Wasser verrühren, sodass ein Brei entsteht. Den Brei in ein Baumwolltuch packen und auf die schmerzenden Gelenke legen, bis die Haut anfängt zu brennen.

Sonnenhut

Echinacea purpurea

Bei den indianischen Ureinwohnern Nordamerikas war die Echinacea eine heilige Pflanze, und die Wirkung des purpurfarbenen Sonnenhuts, den sie bei Infektionen der Atemwege und zur Wundheilung nutzten, war den Medizinmännern bekannt. Durch umfangreiche wissenschaftliche Studien des Department of Pathology & Laboratory Medicine der University of British Columbia in Vancouver, unter dem Titel „Applications of the phytomedicine Echinacea purpurea (Purple Coneflower) in infectious diseases“ im Jahr 2011 wurde nachgewiesen, dass die Extrakte aus der Echinacea außerordentlich starke antibiotische und antivirale Kräfte besitzen.

INHALTSSTOFFE UND WIRKUNG

Im Kraut der Echinacea sind drei Stoffgruppen wirksam: Flavonoide (als wichtigster Inhaltsstoff: Cichoriensäure), Alkamide und Polysaccharide (Zuckerverbindungen). Zusammen bewirken diese Inhaltsstoffe die Anregung des Immunsystems und die Wundheilungsförderung der Haut. Die Polysaccharide und Alkamide wirken sehr stark entzündungshemmend.

Auch die Wurzeln der Echinacea enthalten sehr wirksame Inhaltsstoffe: Polyacetylene, Chichoriensäure, Glycoproteine, Polysaccaride und Alkamide wirken zusammen nachweislich gegen Bakterien und Viren. Die genannten Studien der University of British Columbia zeigten auch, dass der Purpursonnenhut gegen viele Bakterien wirkt. Das Bakterium Streptococcus pyogenes zum Beispiel ist der Auslöser einer ganzen Reihe von Krankheiten wie beispielsweise Rachen- und Mandelentzündungen bis hin zur gefürchteten Infektionskrankheit der Unterhaut und der Faszien, der „Nekrotisierenden Fasziitis“, die zum Absterben großer Haut- und Gewebeteile und auch zu Amputationen führen kann. Die wissenschaftlichen Testreihen zeigten, dass Echinacea-Extrakte diese Bakterien effektiv abtöten. Das Gleiche gilt auch für das Bakterium „Hämophilus influenza“. Dieses kann Mittelohrentzündungen, chronische Bronchitis und Lungenentzündungen hervorrufen und in der Schleimhaut der Bronchien eine Reaktion auslösen, die zu einer Entzündung der Atemwege führt. Die Extrakte des Purpursonnenhuts können diese Reaktion eindämmen und das Bakterium abtöten.

Auch das Bakterium „Legionalle pneumophila“, das zu schweren Lungenentzündungen führen kann, reagiert sehr empfindlich auf die Wirkstoffe der Echinacea. Dieses Bakterium findet sich oft im Grundwasser oder in der Erde und kann über ungewaschene und rohe Pflanzenkost in den Körper gelangen, wo es sich meist in den menschlichen Abwehrzellen (Fresszellen) versteckt. Dennoch können die Sonnenhutwirkstoffe das Bakterium zurückdrängen.

Besonders wichtig scheint auch die zweifache Wirksamkeit der Echinacea gegen virale und bakterielle Entzündungen in den Atemwegen, die sich häufig gegenseitig auslösen. So

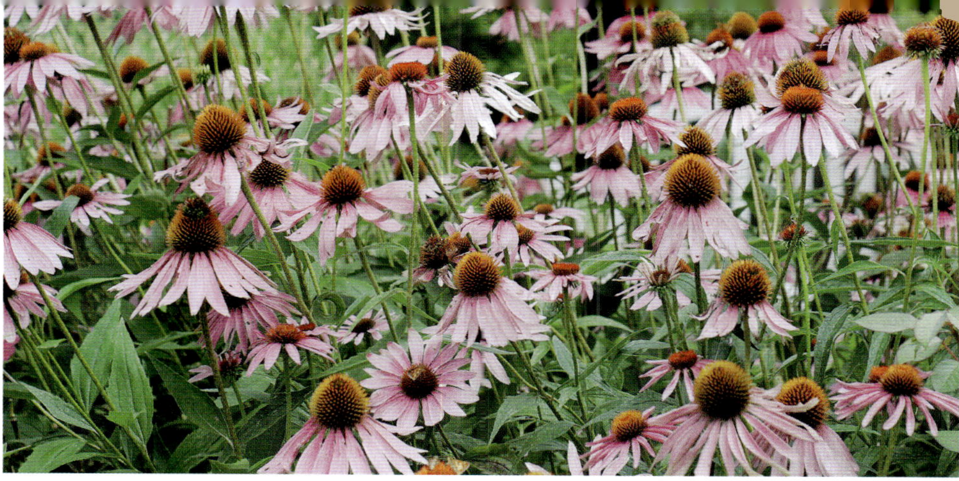

haben es die Bakterien leichter, die Immunabwehr zu überwinden, wenn die Schleimhaut schon durch Viren angegriffen ist. Da die Wirkstoffe des Purpursonnenhuts aber sowohl Bakterien als auch Viren bei direktem Kontakt abtöten, können diese in Form von Extrakten, -Tinkturen, oder -Sprays auch solche Doppelinfektionen effektiv stoppen.

ANWENDUNG UND DOSIERUNG

Extrakte aus Echinacea purpurea besitzen antibakterielle Wirkung. Es lässt sich aber kein allein verantwortlicher Inhaltsstoff dafür identifizieren. Die Ergebnisse der Studien zeigen, dass die Pflanze Bakterien auf unterschiedliche Weise bekämpft. Sicher ist, dass Präparate aus Purpursonnenhut bei Atemwegsinfekten sehr hilfreich sind. Auch bei schlecht heilenden Wunden und Hautveränderungen hilft die Echinacea. Die Krankheitserreger auf der Haut werden unschädlich gemacht und sogenannte Zytokine als heilende Unterstützer für neues Zellgewebe und das Hautwachstum gebildet.

In den Apotheken gibt es Extrakte, Tinkturen, Heilsäfte und Salben, die aus der Echinacea gewonnen werden. Fragen Sie Ihren Arzt oder Apotheker danach.

Zur Teeherstellung sollte man nur frische Blätter und das Kraut der Echinacea verwenden, da sich viele der Wirkstoffe beim Trocknen aus der Pflanze verflüchtigen. In der Apotheke gibt es Tee aus der getrockneten Wurzel der Echinacea.

EINE ECHINACEA-TINKTUR SELBER MACHEN

Graben Sie eine Echinacea-Pflanze aus dem Boden. Blüten, Blätter und Wurzeln klein schneiden und eine 0,7 Liter-Flasche damit zur Hälfte füllen. Mit 42%igem Korn oder Obstbrand auffüllen und die Flasche ca. acht Wochen bei Zimmertemperatur stehen lassen. Zwischendurch öfter schütteln. Dann die Flüssigkeit durch ein Leinentuch abfiltern und in kleine Fläschchen füllen. Bei Husten und Bronchitis dreimal täglich 2 ml mit etwas Flüssigkeit einnehmen. Kinder zwischen 6 und 12 Jahren nehmen nur die Hälfte davon. Säuglinge und Kleinkinder sollten keine Arznei auf Alkoholbasis einnehmen. Das Gleiche gilt für Schwangere und stillende Mütter.

Süßholz, Echtes

Glycyrrhiza glabra

Der Wirkstoff des Echten Süßholzes (Glycyrrhiza glabra) steckt in seiner Wurzel. Die Süßholzwurzel (Liquiritiae radix) spendet unter anderem auch der Lakritze ihren aromatischen Geschmack und verfügt über eine Vielzahl gesunder und heilender Eigenschaften für die Atemwege, den Magen und den Darm. Das Echte Süßholz war 2012 Arzneipflanze des Jahres. Die Pflanze übertrifft den Zuckergehalt von Rohrzucker um das Fünfzigfache.

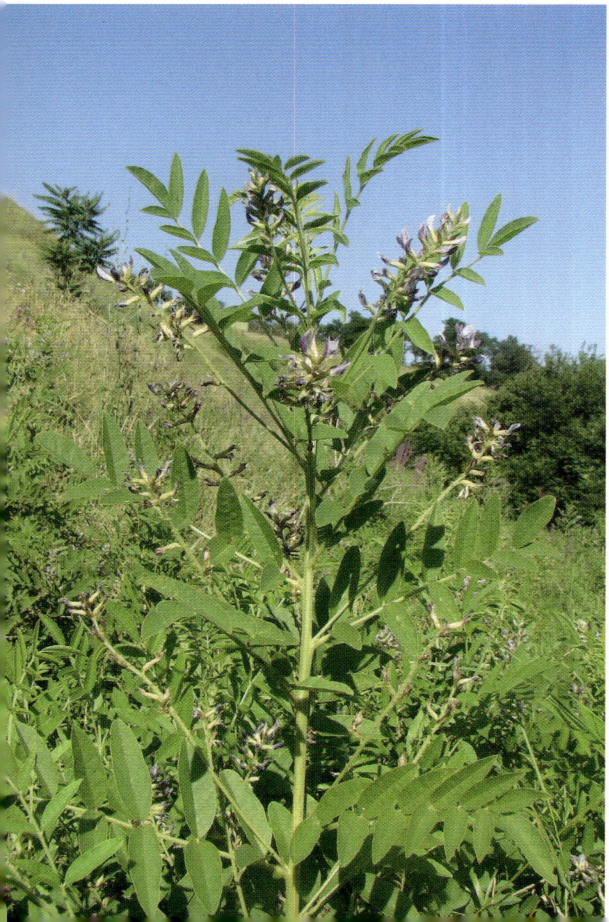

INHALTSSTOFFE UND WIRKUNG

Die wirksamen Inhaltsstoffe der Süßholzwurzel sind vor allem die enthaltenen Triterpensaponine mit dem Hauptwirkstoff Glycyrrhizinsäure. Diese hat einen süßen Geschmack, ähnlich dem von Lakritz und verfügt über antibiotische, antivirale und entzündungshemmende Eigenschaften. Sie übertrifft sogar die Wirkung von vielen pharmazeutischen Rheumamitteln erheblich. Aber auch die enthaltenden Flavonoide (Isoliquiritigenin und Liquiritgenin) zeigen eine deutliche entzündungshemmende, antiallergische und antiasthmatische Wirkung.

Nachgewiesen ist auch die Wirkung gegen den Pilz Candida albicans und das Bakterium Helicobacter pylori, das für die Entstehung von Magengeschwüren verantwortlich ist.

Wird Echtes Süßholz über den Körper aufgenommen, wird im Verdauungstrakt Glycyrrhizin in Glycyrrhetinsäure aufgespalten und dann die entzündungshemmenden Eigenschaften aktiviert. Das Glycyrrhizin wirkt nachweislich auch gegen die Hepatitis-A und C-Viren. Es gibt erste unbestätigte Anzeichen dafür, dass es auch gegen das HIV-Virus wirkt.

Schon seit der Antike weiß man, dass der Verzehr von Süßholz bei Magen- und Darmgeschwüren, bei Völlegefühl und Blähungen Erleichterung verschafft. Echtes Süßholz schützt den Magen vor Säure und Pepsin, das Eiweiß im Magen abbaut. In medizinischen Testreihen wurde nachgewiesen, dass etwa 57% der Magengeschwüre abheilten. Weiterhin wirkt es krampflösend.

Bei der äußerlichen Anwendung wirkt die Glycyrrhizinsäure desinfizierend und entzündungshemmend bei Hautkrankheiten, Hämorrhoiden und Insektenstichen.

Glycyrrhizin und Glycyrrhetinsäure wirken wie Korticosteroide. Manche Mediziner vertreten daher die noch unbewiesene These, dass Glycyrrhiza glabra auch gegen ein hyperaktives Immunsystem bei allergischem Schnupfen und Asthma wirken und auch bei rheumatischen Gelenkbeschwerden Linderung verschaffen könnte.

Bei einem Bronchialinfekt und festsitzendem Schleim, hilft das Süßholz durch die Anregung der Sekretverflüssigung auch beim Abhusten.

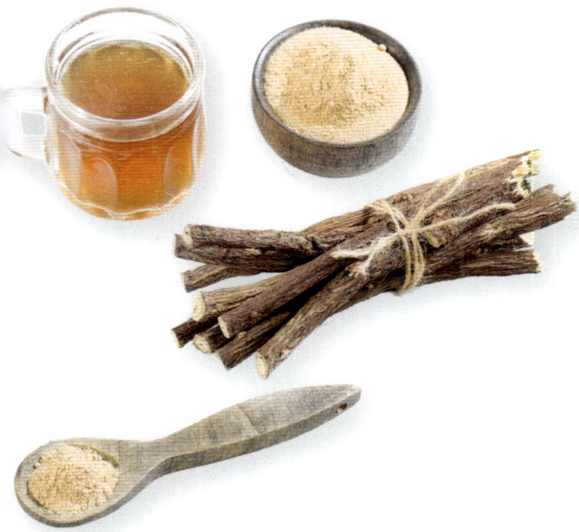

ANWENDUNG UND DOSIERUNG

Ein Tee aus der Süßholzwurzel hilft be Erkrankungen der Atemwege und auch zur Beruhigung des Magenbereichs. In diesen Fällen sollte man täglich drei Tassen Süßholzwurzeltee zwischen den Mahlzeiten trinken. Es empfiehlt sich aber, den Tee nicht länger als über einen Zeitraum von rund vier Wochen hinweg zu trinken.

In Apotheken und Drogerien gibt es diverse Süßholzprodukte mit unterschiedlichen Anwendungsweisen und Dosierungen. Vor der inneren Anwendung sollten Sie aber einen Arzt konsultieren.

Die Süßholzwurzel kann den Blutdruck erhöhen. Schwangere Frauen und Menschen die an Bluthochdruck, Diabetes oder eingeschränkter Nierenfunktion leiden, sollten Süßholzprodukte nicht einnehmen.

SÜSSHOLZWURZEL-TEE

Einen Tee bereitet man aus 3 TL (ca. 10 g) getrockneter Süßholzwurzeln und überbrüht diese dann mit 0,5 Liter heißem Wasser. Das Ganze 10 bis 15 Minuten lang ruhen lassen und dann die Wurzeln abseihen.

Teebaum, Australischer

Melaleuca alternifolia

Den australischen Teebaum nutzen die australischen Ureinwohner schon von alters her. Vor allem in den festen, lederartigen Blättern und in den frischen Zweigspitzen befindet sich das ätherische Öl, welches viele heilsame Inhaltsstoffe beinhaltet. Daraus wird auch das bei uns bekannte Teebaumöl gewonnen. Vor allem bei Hautkrankheiten, hat es eine starke, entzündungshemmende Wirkung, die auch durch zahlreiche medizinische Studien belegt ist. Das Teebaumöl wird durch Wasserdampfdestillation aus den Blättern und jungen Trieben der Zweige gewonnen und ist als medizinisches Öl mit dem Namen Melaleuca aetheroleum bekannt.

INHALTSSTOFFE UND WIRKUNG

Das Teebaumöl ist sehr wirkungsvoll gegen Viren, Bakterien und Pilze. Es kann auch die Erreger von Akne, Bronchitis, Grippe und Herpes bekämpfen. Auch bei der Bekämpfung von Stechmücken und Parasiten wie Milben, Läusen, Flöhen und Zecken ist das Teebaumöl sehr hilfreich. Es verdankt seine Wirkung den über 100 enthaltenen Stoffen und Verbindungen. Die chemische Analyse konnte folgende Inhaltsstoffe nachweisen: Terpinen-4-ol, Terpinen, Terpinolen und Terpineol, Pinen, Myrthen, Phellandren, Limonen, P-Cymen und Cineol.

Diese Hauptstoffe des Teebaumöls weisen eine antibiotische, desinfizierende, entzündungshemmende, wundheilende und pilztötende Wirkung auf. Deshalb ist das Teebaumöl insbesondere zur Verbesserung der Hautgesundheit und gegen Entzündungen so beliebt.

Durch seinen hohen Anteil an Terpenen, erklärt sich die starke antibakterielle Wirkung. Insbesondere das Wachstum von multiresitenten Keimen wie „Escherichia coli" und auch „Streptococcus pyogenes" können unterdrückt werden. Bei „Escherichia coli" handelt es sich um Bakterien, die wichtig für eine natürliche Darmflora sind. Ist aber das Immunsystem geschwächt, so können sich die Bakterien zu schnell ausbreiten und einen Harnweginfekt auslösen. Vor allem bei Kindern löst das Bakterium „Streptococcus pyogenes" Scharlach und Mandelentzündungen aus, die mit Teebaumöl gut behandelt werden können.

Auch bei Hautkrankheiten wie Akne sind Bakterien im Spiel, die durch Teebaumöl bekämpft werden können. Laut einer medizinischen Versuchsreihe konnte nachgewiesen werden, dass bei einer Teebaumöl-Anwendung von drei Monaten die Akne deutlich zurückging. Bei der Behandlung mit Teebaumöl hingegen sind auch diese Nebenwirkungen deutlich geringer und schaden der Haut weit nicht so stark wie pharmazeutische Mittel.

ANWENDUNG UND DOSIERUNG

Ebenso wie die Herkunft des Teebaumöls ist natürlich die Zusammensetzung sehr wichtig. Von der Zusammensetzung hängt die Dosierung ab, damit es nicht über- oder unterdosiert wird. Ein rein biologisches Teebaumöl ohne Zusätze ist das beste Öl.

Teebaumöl kann sowohl innerlich, als auch äußerlich, angewendet werden. Insbesondere bei Erkrankungen der Atemwege und Hauterkrankungen ist es sehr hilfreich. Allerdings ist es für großflächige Anwendungen auf der Haut nicht geeignet. Bei Akne sollte beispielsweise nicht das ganze Gesicht mit dem Teebaumöl behandelt werden, sondern jede einzelne entzündete Hautstelle sollte mit dem heilenden Öl betupft werden. Bei erstmaliger Anwendung sollte es aber an einer gesunden Hautstelle getestet werden, ob eventuelle negative Reaktionen auftreten oder ob das Teebaumöl gut vertragen wird.

Das Teebaumöl sollte man immer sparsam auftragen, denn es kann leicht zu Irritationen oder Hautreizungen kommen. Wenn man das Teebaumöl auf erkrankte Hautstellen aufträgt, empfiehlt es sich, ein neutrales Trägeröl (z.B. natives Olivenöl) zu verwenden. Dies sorgt dafür, dass das Teebaumöl besser vertragen wird. Um Hautreizungen zu vermeiden, sollte daher immer ein hochwertiges Oliven- oder Mandelöl als Trägeröl verwendet werden. Die Dosierung sollte immer mit einem Arzt besprochen werden.

Den Hauptbestandteil des Teebaumöls bildet mit 30 bis 40 Prozent das Terpinen-4-ol, das stark gegen Bakterien, Pilze und Viren wirkt. Daher kann das Teebaumöl bei allen

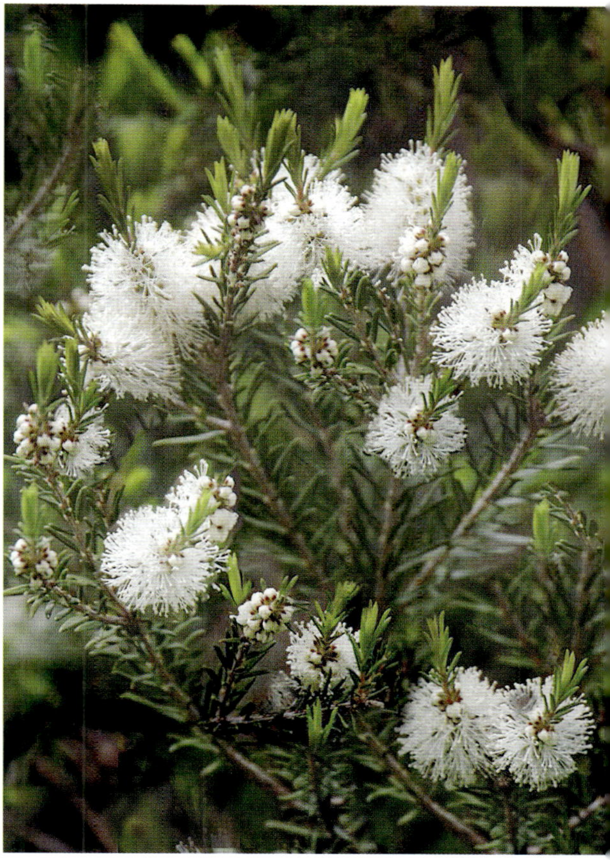

Hautkrankheiten sowie zur Zahn- und Mundpflege oder bei Hals- und Ohrenschmerzen angewendet werden. Dabei wird es auf die betroffenen Körperstellen aufgetragen, inhaliert oder verdünnt gegurgelt.

Als vorbeugendes Duftöl zur Raumklimatisierung wehrt das Teebaumöl vor allem lästige Stechmücken ab und kann auf der Haut verteilt vor Insekten aller Art schützen.

Thymian, Echter

Thymus vulgaris

Schon zur Zeit der Pharaonen im alten Ägypten verwendete man den Thymian zur Einbalsamierung der Verstorbenen. Auch als Heilmittel wird das aromatische Gewächs im 1. Jahrhundert n. Chr. vom altgriechischen Arzt Dioskurides verwendet.

Der Echte Thymian (Thymus vulgaris) ist ein aromatisch riechender niedriger Strauch, der bis zu 30 Zentimeter hoch wird und einen vierkantigen, behaarten Stängel besitzt. Die gegenständigen Blätter sehen linealisch bis schmal-elliptisch aus und sind an der Unterseite filzig behaart.

Thymian ist ein vielseitiges Heil- und Gewürzkraut. Mit seinem typischen Geschmack ist er eine beliebte Würze für viele mediterrane Speisen.

In der Naturmedizin gilt der Thymian als ein sehr heilkräftiges Kraut, das man u.a. bei Bronchitis, Husten und Magenbeschwerden einsetzen kann. Wegen seiner hervorragenden antibakteriellen und entzündungshemmenden Eigenschaften wurde der Thymian 2006 zur „Heilpflanze des Jahres“ gekürt.

Die Pflanzengattung der Thymiane umfasst mehr als 210 Arten. Der Echte Thymian (Thymus vulgaris) ist die in Mitteleuropa verbreitetste Thymianart. In vielen anderen Regionen der Erde gibt es Thymianarten, die ebenfalls von großer Bedeutung sind. Hierzu gehören vor allem der Korsische Thymian (Thymus herba-barona), der Sand-Thymian (Thymus serpyllum) sowie der Quendel-Thymian (Thymus pullegiodies). Der Quendel-Thymian ist in der Naturheilkunde auch als Arznei-Thymian bekannt. Aber heilkräftig sind alle Arten des Thymians.

INHALTSSTOFFE UND WIRKUNG

Als Arznei wird die ganze Pflanze mit Ausnahme der Wurzel verwendet. Das Kraut enthält 1 bis 2,5 Prozent ätherisches Öl. Hauptsächlich Thymol und Carvacrol. Des Weiteren enthält sie Gerbstoffe und Flavonoide.

Das ätherische Öl löst festsitzenden Schleim aus den Atemwegen und fördert den Abtransport des Sekrets. Wer erkältet ist und unter festsitzendem Husten leidet, dem kann Thymian daher helfen. Das Abhusten fällt leichter und die Bronchien werden wieder frei.

Laut jüngeren medizinischen Tests entspannt der Inhaltsstoff Thymol die Bronchialmuskeln und wirkt leicht schmerzstillend.

Thymian kann noch mehr: Das ätherische Öl wirkt antibakteriell und hemmt – allerdings nur in Experimenten – die Vermehrung von Akne-Erregern in der Haut. Wahrscheinlich verfügt der Inhaltsstoff Carvacrol auch über entzündungshemmende Eigenschaften – wie neuere Untersuchungen zeigen.

Medizinische Studien belegen, dass das Thymianöl eine akute Bronchitis lindern kann. Eine Kombination von Thymian mit Schlüs-

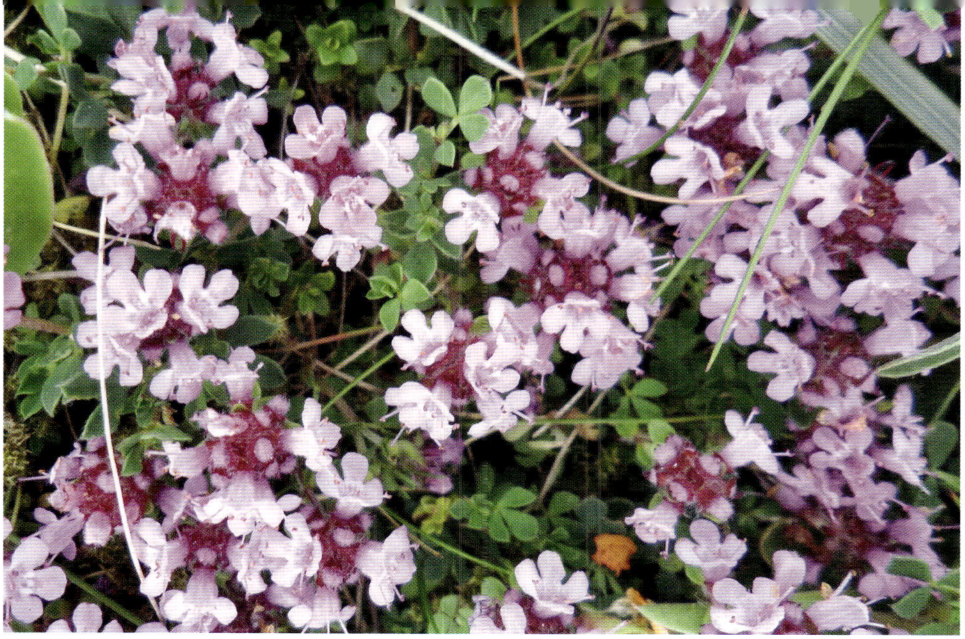

selblumenextrakt ist hierbei sehr wirksam. Die Schlüsselblume enthält Substanzen, die ebenfalls schleimlösend wirken, aber in einer andere Weise als der Thymian.

Der Quendel-Thymian war schon bei Hildegard von Bingen ein beliebtes Mittel für eine schöne Haut. Als Haut-Kur empfiehlt sie eine regelmäßige Verwendung des Quendel, den man auch im eigenen Garten anbauen kann.

ANWENDUNG UND DOSIERUNG

Wichtig ist, dass man den Quendel, wie alle anderen Thymianarten, mit der Nahrung mitkocht. Einfach beim Kochen einstreuen. Durch seine ätherischen Öle riecht der Thymian angenehm würzig, ist aber im Geschmack nicht aufdringlich. Besonders beliebt ist der Thymian als Zugabe zu Gemüse, Salaten, Soßen und Fleischgerichten. Es ist eine sehr gesunde Art, über die Nahrung die vielen vorbeugenden Inhaltsstoffe des Thymians aufzunehmen und sein Immunsystem zu stärken.

Wenden Sie Thymianöl nicht in konzentrierter, sondern in verdünnter Form an, da es die Schleimhäute sonst zu stark reizt. Fragen Sie bei Ihrem Arzt oder in der Apotheke nach, was für Sie die beste Anwendung ist.

WICHTIGE HINWEISE

Ätherische Öle können bei Babys und Kleinkindern zu Atemnot führen, wenn sie zu nah an Mund oder Nase kommen. Erkundigen Sie sich bei einem Arzt oder in der Apotheke, welche pflanzlichen Mittel den Kleinen bei einer Erkältung am besten helfen.

Auch Menschen mit Asthma sollten vorab mit dem Arzt abklären, ob sie entsprechende Mittel einnehmen dürfen. Das Inhalieren mit ätherischen Ölen ist für Asthmapatienten nicht zu empfehlen, da diese Asthmaanfälle auslösen können.

Umckaloabo, Kapland-Pelargonie

Pelargonium sidoides

Hinter dem für uns fast unaussprechlichen Wort Umckaloabo verbirgt sich eine südafrikanische Pflanze, die bei uns schon viele Jahrzehnte bekannt ist. Der Name „Umckaloabo“ basiert auf der Sprache des Volksstammes der Zulu in Südafrika. Übersetzt bedeutet es „starker Husten“ oder „Schmerzen des Brustkorbs“.

Die Geschichte des Medikaments Umckaloabo® begann 1897. Damals reiste der Engländer Charles Henry Stevens auf Anraten seines Arztes in den Süden Afrikas, um seine Lungenkrankheit auszuheilen. Während seines Aufenthalts in Südafrika beobachtete Stevens, wie ein einheimischer Medizinmann einen Sud aus der Rinde der Kapland-Pelargonie seinen Patienten gegen Magen-Darm-Infektionen und Husten verabreichte. In seiner Not wagte Stevens den Test an sich selbst und trank regelmäßig den Pelargonien-Sud, mit dem Ergebnis, dass er nach vier Monaten wieder vollkommen gesund war. Stevens kehrte nach England zurück und präsentierte die Kapland-Pelargonie den englischen Medizinern. Doch erst über hundert Jahre später wurden, die genaue Wirkung wissenschaftlich erforscht und aufgeschlüsselt. Daraus wurde dann das Medikament auf Basis der Wirkstoffe der Kapland-Pelargonie mit Namen Umckaloabo®.

INHALTSSTOFFE UND WIRKUNG

Die Kapland-Pelargonie (Pelargonium sidoides) wird bei Bronchitis und Erkrankungen im Halsbereich, wie beispielsweise entzündeten Mandeln oder Nebenhöhlen, eingesetzt. Bei allen Infektionen der Atemwege mit Schleimproduktion unterstützt die Kapland-Pelargonie die Lösung von Schleim, die Hauptwirkung der Kapland-Pelargonie dürfte aber die Aktivierung der Immunstärke sein.

Zu medizinischen Zwecken wird heute ausschließlich die Wurzelknolle der Kapland-Pelargonie genutzt. Hauptinhaltsstoffe der Pflanze sind Cumarine (Umckalin und weitere), Gallussäure, Gerbstoffe (oligomere Proanthocyanidine), Flavanole und Flavonoide (z. B. Quercetin) sowie ätherisches Öl mit Geraniol, Citronellol und Phenylethylalkohol.

Die in der Pelargonienwurzel enthaltenen Gerbstoffe besitzen eine leichte antivirale und antibakterielle, aber eine stark immunisierende und schleimlösende Wirkung bei Atemwegsinfektionen, wie Bronchitis oder Sinusitis. Sie stärken vor allem das Immunsystem.

In jüngeren wissenschaftlichen Studien wurde festgestellt, dass die Pflanze bzw. der Extrakt eine leichte antibiotische Eigenschaften hat. Sie stimuliert jedoch unser Immunsystem auf verschiedene Weise und trägt so zur besseren Abwehr bzw. Elimination der Krankheitserreger bei. Die positiven Erfahrungsberichte vieler Ärzte und ihrer Patienten bestätigen dies.

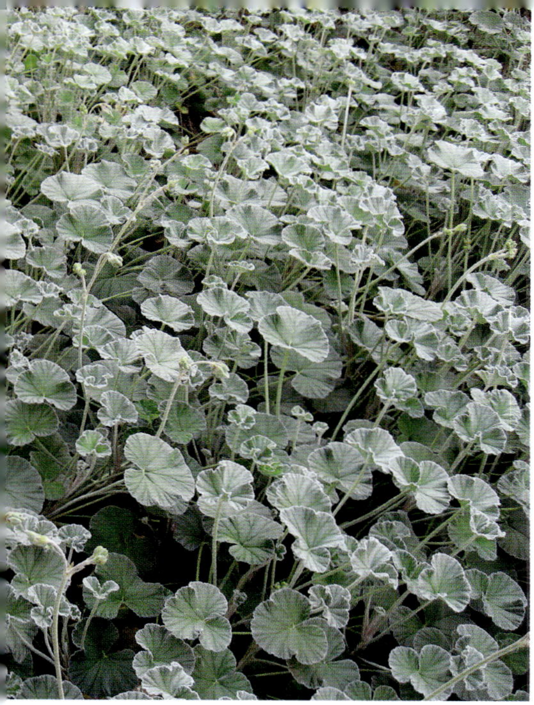

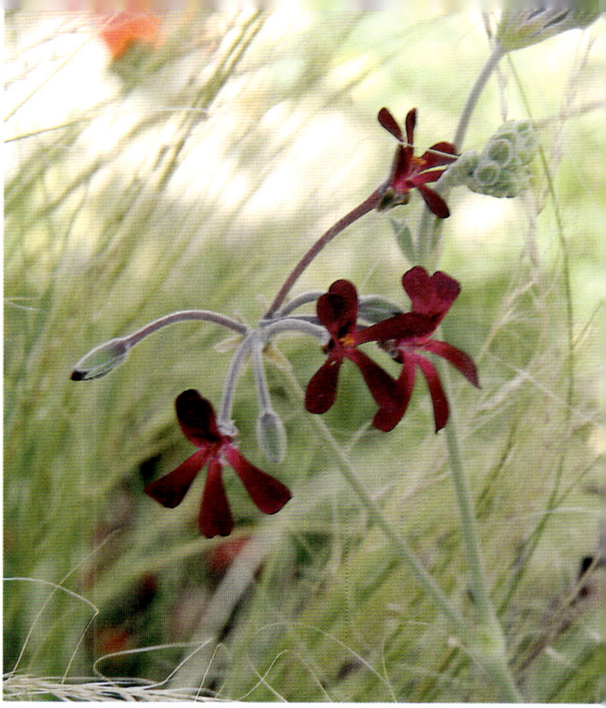

ANWENDUNG UND DOSIERUNG

Für Schwangere und Stillende gibt es keine Tests und gesicherten Erkenntnisse, sodass diese von einer Einnahme absehen sollten.

Bei der ständigen Einnahme von Blutverdünnungsmedikamenten und bei schweren Nieren- und Leberstörungen sollte ebenfalls keine Behandlung mit Kapland-Pelargoniepräparaten erfolgen.

Ansonsten ist die Kapland-Pelargonie gut verträglich und besitzt nur wenige Nebenwirkungen.

Pelargoniumwurzelextrakt ist als Tropflösung oder Filmtablette in Apotheken erhältlich. Es gibt inzwischen verschiedene Hersteller, die den Pflanzenextrakt als rezeptfreies Naturheilmittel anbieten.

EINE STUDIE ZUR WIRKUNG VON PELARGONIUM

An der Universität Freiburg überprüften Wissenschaftler im Jahr 2003 die Wirksamkeit des Mittels an 460 Patienten mit Bronchitis. Diese erhielten sieben Tage lang entweder ein Pelargonium-Präparat oder ein Scheinmedikament (Placebo). Das Pelargonium-Präparat reduzierte die Symptome (vor allem den trockenen Husten) um etwa 70 Prozent. In der Placebo-Gruppe gingen die Symptome um etwa 40 Prozent zurück. Dies zeigt, dass das Mittel durchaus einen positiven Effekt hat.

Bei der Behandlung von Mandelentzündungen führte man die Tests mit dem Pelargonium-Präparat und dem Placebo-Mittel mit ähnlichem Erfolg durch.

Wacholder

Juniperus communis

In der Naturheilkunde wird der Wacholder auch „Zypresse des Nordens“ genannt, was wohl durch seine vergleichbare Optik zu erklären ist. Eine botanische Verwandtschaft zur Zypresse gibt es nicht.

In Europa findet man den Wacholder auf kargen Sand- und Kalkböden, in Heideniederungen, Hochmooren und den Kalkstein-Mittelgebirgen. In Deutschland wächst er vorzugsweise in der Lüneburger Heide. Man findet ihn jedoch auch auf der Schwäbischen Alb und in den Kalkalpen. Die Wacholderbäume haben einen säulenartigen Wuchs und sind auch in vielen Gärten, Parkanlagen und Friedhöfen als Zierstrauch zu finden.

INHALTSSTOFFE UND WIRKUNG

Medizinisch werden meist nur die Wacholderbeeren genutzt. Diese enthalten viele sekundäre Pflanzenstoffe und vor allem ätherisches Öl (bis zu 2%). Darüber hinaus enthalten die Wacholderbeeren und anderen Pflanzenteile Stoffe wie den Bitterstoff Juniperin, Betulin, Pentosan, Phosphor, Mangan, Menthol, Flavone, Harze, Linolensäure, Gallussäure, Gerbstoff, Oxalsäure, Terpineol, Umbelliferon, Zink und ätherisches Öl.

Wacholder wirkt harntreibend, antibakteriell, blutbildend, schleimlösend, schmerzlindernd, blutreinigend und schweißtreibend.

Die erfolgreiche Anwendung bei folgenden Beschwerden hat sich in der jüngeren Zeit bestätigt. So z.B. bei Magen- und Darmproblemen, Arthritis, Rheuma, Gicht, Bronchitis, Migräne, schlecht heilende Wunden, Krampfadern, Sodbrennen und Leberschwäche. Wacholder regt auch den Stoffwechsel an.

Des Weiteren wirken Wacholderbeeren appetitanregend, lindern Husten und helfen bei Durchfall, Blähungen und Sodbrennen.

ANWENDUNG UND DOSIERUNG

Als Tee kommt der Wacholder auch aufgrund seiner harntreibenden Wirkung zur Entwässerung zum Einsatz. Der Tee hilft innerlich bei Erkrankungen des Harnapparates. Durch den Tee wird die Nierentätigkeit angeregt sowie die Ausscheidung gefördert (Rezept Wacholder-Tee siehe rechte Seite). Zudem werden über die Förderung des Stoffwechsels und der entgiftenden Wirkung auch Migräne, Konzentrationsschwäche und nervöse Herzbeschwerden behandelt.

Bei Bronchitis oder einer Lungenerkrankung kann ein Dampfbad mit Wacholderöl helfen, was das Abhusten unterstützt. Ein Dampfbad können Sie selbst zubereiten: vier Teelöffel zerdrückte Wacholderbeeren werden mit 1 Liter Wasser überbrüht. Danach wird der Dampf unter einem Tuch für fünf Minuten inhaliert.

Auch eine Wacholder-Tinktur kann man selbst herstellen: Eine Handvoll zerdrückter Wacholderbeeren werden in einem Schraubdeckelglas mit 42-prozentigem Kornbrand aufgegossen, bis alles bedeckt ist. Der Sud sollte für vier bis sechs Wochen ziehen und täglich einmal geschüttelt werden. Danach wird er abgeseiht und in eine Flasche abgefüllt. Verdünnt kann man die Tinktur für Umschläge verwenden, z.B. gegen schlecht heilende Wunden.

Äußerlich angewandt lindert die Wacholder-Tinktur Beschwerden des Bewegungsapparates. Bei Rheuma, Gicht oder Ischias wird die Tinktur auf die betroffenen Stellen aufgetragen. Für eine innere Anwendung, wie z.B. bei Verdauungsproblemen, nimmt man zweimal täglich 25 Tropfen mit Wasser verdünnt ein.

WACHOLDER-TEE

Teerezept: Man nimmt je einen Teelöffel zerquetschte Wacholderbeeren auf eine Tasse. Nun übergießt man die Beeren mit kochendem Wasser und lässt den Sud für fünf bis zehn Minuten ziehen. Danach wird abgeseiht.

Ein selbstgemachter Wacholder-Sirup (Rezept unten) hilft sehr gut bei bakteriellen Lungenkrankheiten, da er Bakterien töten kann und er ist zu dem auch noch appetitanregend.

WACHOLDER-SIRUP

Für einen Sirup gegen bakteriellen Husten nimmt man 100 g Wacholderbeeren. Die Beeren zerkleinert man und übergießt sie mit 0,5 Liter kochendem Wasser. Der Sud sollte dann über Nacht zugedeckt ziehen. Am nächsten Tag wird der Sud noch einmal leicht aufgekocht und anschließend durch ein Sieb gestrichen. Dann wird der Sud noch ein drittes Mal leicht aufgekocht. Wenn man es mag, kann man ein wenig Honig dazugeben. Von dem Sirup nehmen Kinder täglich zwei und Erwachsene vier Esslöffel ein. Und zwar so lange, bis der Husten abgeklungen ist.

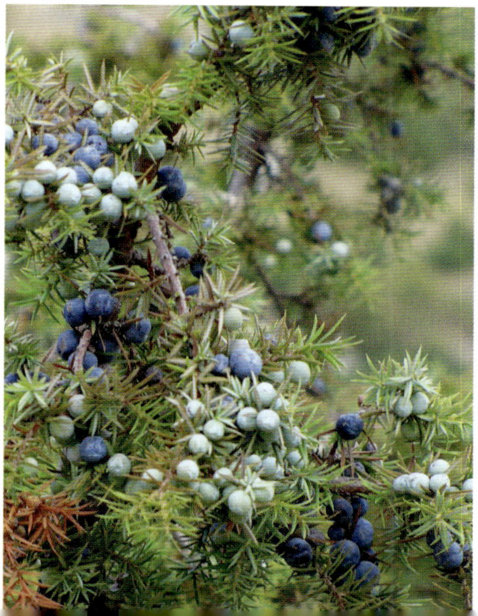

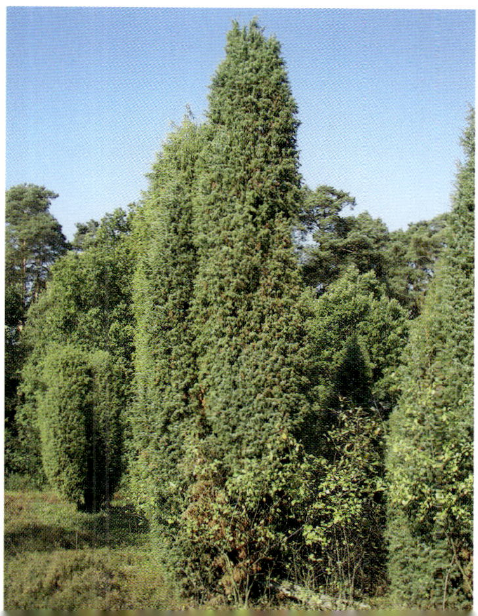

Wasserdost, Gewöhnlicher

Eupatorium cannabinum

Der Wasserdost hat seit Jahrhunderten seine Bedeutung in der Naturheilkunde. Schon die Indianer Nordamerikas nutzten den Wasserdost als Medizin bei Erkältungen und Fieber.

Die Wasserdost-Präparate sind heute auch in Europa hilfreiche Heilmittel vor allem gegen grippale Infekte. Dies bestätigt auch eine jüngere Untersuchung von Prof. Dr. Alexander Schenk, Leiter des Instituts für Arzneipflanzenforschung und Phytotherapie an der Universität Münster. Nach dieser Studie ist es erwiesen, dass der Wasserdost das körpereigene Immunsystem dazu veranlasst, vermehrt virenbekämpfende Abwehrzellen zu produzieren. Durch diese indirekte Wirkung werden Infektionen häufig bereits im Vorfeld verhindert.

Darüber hinaus werden auch gefährliche Bakterien, die sich auf der Atemwegsschleimhaut ausbreiten und eine Bronchitis verursachen können, effektiv bekämpft. Der Arzneipflanzenforscher Prof. Dr. Alexander Schenk nennt den Wasserdost und die daraus gewonnenen Extrakte „pflanzliche Antiinfektiva". Zudem lindern diese Mittel die mit grippalen Infekten einhergehenden Gliederschmerzen schnell und effektiv.

INHALTSSTOFFE UND WIRKUNG

Verschiedene Glykoproteine, Gerbstoffe, Xylane und ätherisches Öl sind die Wirkstoffe des Wasserdosts, der wie ein pflanzliches Antiinfektivum gegen Erkältungen mit Kopfschmerzen und Fieber wirkt.

Die Wirkstoffe im Wasserdost stimulieren dabei vor allem unsere Abwehrzellen und machen unser Immunsystem mobil gegen die Erreger von Infekten.

ANWENDUNG UND DOSIERUNG

Nimmt man Wasserdost gezielt schon bei den ersten Anzeichen eines grippalen Infekts ein, kann er dazu beitragen, dass die Erkrankung wesentlich milder verläuft.

Vor allem in Zeiten erhöhter Ansteckungsgefahr, z.B. bei einer Erkältungswelle, ist es sinnvoll, seine Immunabwehr frühzeitig mit Wasserdost zu stärken. Schon bei den ersten Anzeichen für einen grippalen Infekt ist es sinnvoll, Präparate mit Wasserdost gezielt einzusetzen und so unser Immunsystem für den Kampf gegen die Erreger zu stärken. Auch, wenn sich die alljährliche Grippewelle ankündigt, kann die sofortige Einnahme von Wasserdost für einen stabilen Immunschutz sorgen.

Man kann mit dem frischen oder getrockneten Kraut und den Blüten des Wasserdosts einen Tee zubereiten: Zehn Gramm frisches Kraut oder fünf Gramm getrocknetes Kraut kleingeschnitten und mit einem halben Liter heißem Wasser aufbrühen. Zehn Minuten ziehen lassen, danach abseihen und zur Stärkung der Abwehrkräfte zwei Tassen täglich lauwarm trinken. Der Tee sollte nicht zu stark sein, da er eventuell Übelkeit auslösen kann. Mit einem Teelöffel Bio-Honig gesüßt schmeckt er am besten.

Hochdosierte Wasserdost-Präparate, auch in Kombination mit anderen Arzneipflanzen, gibt es in der Apotheke. Diese sind als Kapseln, Saft oder Tinktur erhältlich. Die Dosierung sollten Sie bei schwerem grippalen Infekt immer mit Ihrem Arzt oder Apotheker klären.

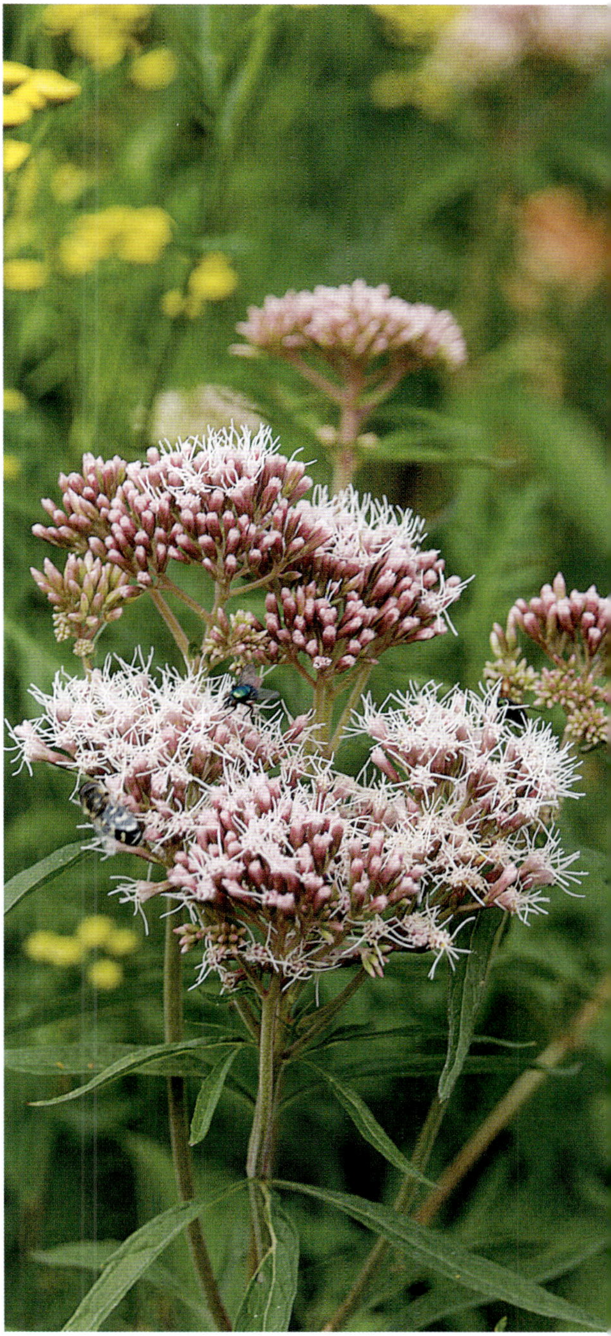

EIN TIPP

Der Wasserdost ist auch in unseren Breiten in der Natur keine Seltenheit. Er wächst bevorzugt an feuchten Bachufern und Wiesen. Die Pflanze steht nicht unter Naturschutz und darf zu Heilzwecken geerntet werden. Sie sollten sich aber ganz sicher sein, dass Sie die richtige Pflanze vor sich haben. Sicher gibt es auch in Ihrer Nähe kräuterkundige Menschen, die Ihnen gern bei der Bestimmung der Pflanze helfen.

Man kann die Pflanze auch vermehren, indem man ein Stück vom Wurzelballen abschneidet und in den eigenen Garten setzt. Dies macht man am besten im Frühling, damit die Pflanze über den Sommer gut anwächst. Sie braucht einen feuchten und schattigen Standort. Der Wasserdost ist eine ideale Futterpflanze für Schmetterlinge und Bienen.

Wassernabel, Asiatischer

Centella asiatica

Der Asisiatische Wassernabel (Centella asiatica) ist eine typische Wasserpflanze und auch als „Gotu Kola“ oder „Tigergras“ bekannt. Die Pflanze gehört zu den Doldenblütlern und ist weltweit in tropischen und subtropischen Gebieten verbreitet. Man kann die Pflanze auch bei uns im Gartenhandel kaufen und in einem Teich oder großen Wasserkübel auf der Terrasse oder dem Balkon halten. Zu Heilzwecken werden die oberirdischen Pflanzenteile genutzt. Diese werden geerntet und getrocknet. Anschießend erfolgt die Extraktion der Inhaltsstoffe mit Lösungsmitteln (z.B. Wasser oder Alkohol).

INHALTSSTOFFE UND WIRKUNG

Der Wassernabel ist in Indien seit Jahrhunderten für seine wundheilenden Eigenschaften bekannt. Man spricht dem Wassernabel aufgrund von klinischen Untersuchungen eine antibiotische, antioxidative und nervenschützende Wirkung zu. Die positive Wirkung der Pflanze auf die Wundheilung bei Verbrennungen, Geschwüren und Narben wurde in Studien demonstriert und belegt.

Der Wassernabel enthält Flavonoide wie Quercetin und Kampherol, Triterpensäuren, verschiedene Saponine und diverse ätherische Öle.

Einige Inhaltsstoffe des Wassernabels konnten im Labortest die Zellteilungsrate von Krebszellen bei verschiedenen Krebsarten verringern und den programmierten Zelltod auslösen. In einem Tierversuch wurden weniger und kleinere krebsartige Veränderungen bei der Gabe von Centella-Extrakt im Darm festgestellt. Die Forschungen stehen noch relativ weit am Anfang und eine gesicherte Wirkung gegen Krebs beim Menschen kann noch nicht bestätigt werden.

Der im Wassernabel enthaltene Pflanzenstoff Saponin Asiaticosid wirkt antibiotisch gegen Bakterien und Pilze, da er deren Zellwände durchlässig macht, sodass die Zellen der Bakterien „ausbluten“ und die Bakterien absterben.

Bei der Behandlung von Wunden beweist der Wassernabel, dass er antibiotisch wirkt, störendes Bakterienwachstum stoppt und die Regeneration des Bindegewebes fördert. In der Wunde werden mehr antioxidative Enzyme und Substanzen gebildet, und der Wassernabel reguliert die Aktivität der Zellen, fördert die Reparaturvorgänge und die Kollagenbildung in der Haut.

Viele Menschen leiden unter Veneninsuffizienz. Darunter versteht man krankhafte Veränderungen der Venenwände und eine Erweiterung der Venen. Dadurch staut sich das Blut in den Beinvenen und im Gewebe sammelt sich Wasser an. Die Folgen sind meist schmerzhafte Krampfadern und Thrombosen. In einer medizinischen Studie der Behandlung mit Wassernabel-Extrakt zeigten sich deutliche Verbesserungen der Flexibilität der Venenwände und der Durchlässigkeit. Ähnliche Ergebnisse gab es bei Tests mit Arteriosklerose-Patienten.

ANWENDUNG UND DOSIERUNG

Die krautigen Teile vom Asiatischen Wassernabel werden geerntet und getrocknet. Anschießend erfolgt die Extraktion der Inhaltsstoffe mit Lösungsmitteln (z.B. Wasser oder Alkohol).

Erhältlich ist der Wassernabel als Tee, Puder, Salbe/Gel, Augentropfen, Tabletten und Ampullen zur intramuskulären Injektion.

Fragen Sie Ihren Arzt, welche Medikation für Sie die richtige ist und kaufen Sie diese nur in einer Apotheke, damit Sie auch eine gezielte Dosierungsanleitung dazu erhalten.

WASSERNABEL-TEE

In der traditionellen chinesischen Medizin wird die sogenannte „Gotu Kola" meistens als Tee zubereitet. Hierzu braucht man die getrockneten Blätter der Pflanze. Diese werden zerkleinert und zwei Teelöffel mit 0,5 Liter heißem Wasser aufgebrüht. Dann abseihen und lauwarm trinken.

Das Ganze kann man mit etwas Honig versüßen. Der Tee beruhigt, hilft bei Schlafproblemen und wirkt positiv auf die Haut und die Blutgefäße.

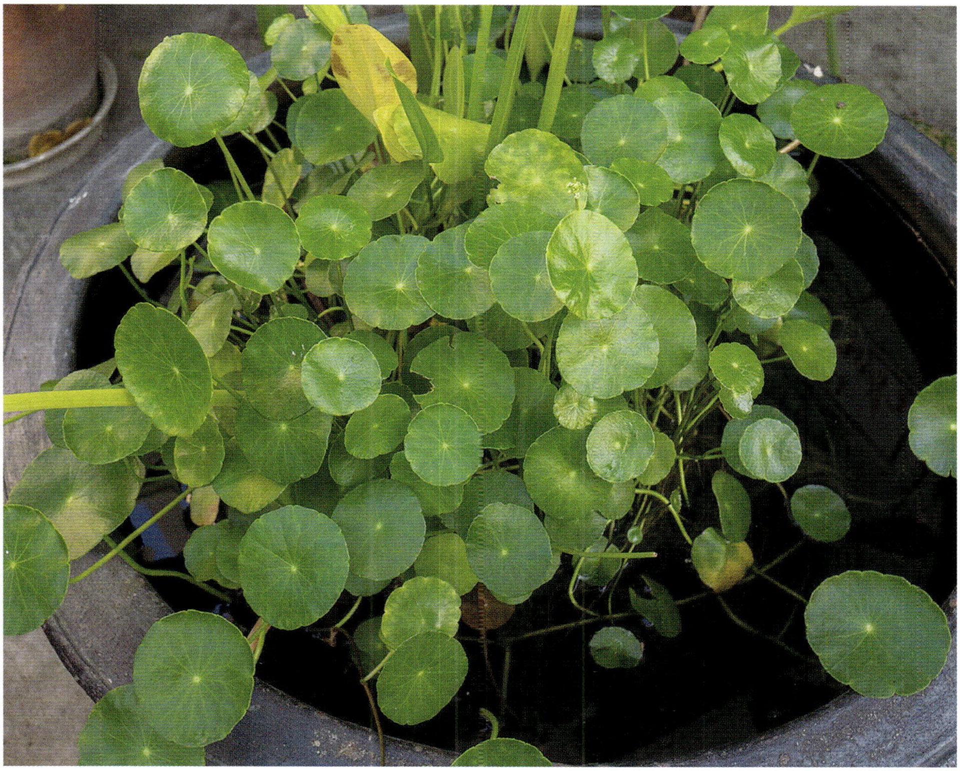

Zimtbaum, Echter

Cinnamomum verum

Der Echte Zimtbaum ist vorwiegend in Sri Lanka (Ceylon) und Süd-Indien beheimatet. Das ätherische Öl aus der Rinde des Zimtbaums gilt in der Aromatherapie als Öl mit der stärksten antibakteriellen Wirkung.

INHALTSSTOFFE UND WIRKUNG

Zimt ist reich an Magnesium, Eisen, Kalzium, Ballaststoffen sowie Vitamin C und B1. Es handelt sich um ein ausgezeichnetes Heilmittel bei Durchfall und Verdauungsproblemen, und es stärkt auch das Immunsystem. Außerdem wirkt Zimt schleimlösend und hilft bei Atemwegserkrankungen.

Die Inhaltsstoffe des Zimt sind ätherisches Öl (Cinnamomi aetheroleum) mit dem Aromastoff Zimtaldehyd. Das Öl des Ceylon-Zimtbaums enthält mehr Eugenol und weniger Cumarin als der chinesische Zimtbaum, was die Verträglichkeit deutlich verbessert sowie Salicylsäure und Gerbstoffe.

Aufgrund der thermogenen Wirkung (leichte Erhöhung der Körpertemperatur) wird dem Zimt eine entzündungshemmende Wirkung und eine bessere Fettverbrennung zugeschrieben.

Die Zimtrinde enthält wertvolle Antioxidantien, die gegen Zellalterung und die freien Radikalen wirken. Deshalb schützt Zimt auch vor Herz- und Gefäßkrankheiten. Er wirkt außerdem entzündungshemmend und schmerzlindernd bei Rheuma und Gelenkentzündungen.

Eine wissenschaftliche Studie von Dr. P. Zoladz von der Association for Chemoreception Sciences in Florida, USA, bestätigt, dass Zimt auch die Gehirnfunktionen stimuliert. Vor allem die Bereiche des Gehirns, die für Aufmerksamkeit, visuelles Gedächtnis, Erfassung und visuelle Umsetzungsgeschwindigkeit zuständig sind, werden aktiviert.

Die unabhängige PharmaWiki GmbH aus der Schweiz bestätigt, dass Zimt antibakterielle, antimykotische (pilzhemmende) und krampflösende Eigenschaften besitzt.

ANWENDUNG UND DOSIERUNG

Als Zimt-Arzneimittel wird hauptsächlich die Zimtrinde verwendet. Laut Arzneimittelzulassung im europäischen Arzneibuch besteht diese ausschließlich aus der getrockneten Rinde von jungen Austrieben des Ceylon-Zimts (Cinnamomum verum).

Zimt-Tee hilft durch die positiven Effekte auf den Stoffwechsel auch zur Regulierung des Cholesterin- und Blutzuckerspiegels. Der regelmäßige Konsum von Zimt verbessert die Verdauungsfunktion und hilft gegen Blähungen. Auch bei Appetitlosigkeit wird Zimt sehr empfohlen. Darüber hinaus wirkt der Zimt wie ein natürliches Medikament zur Hemmung der Blutgerinnung.

Das Zimt-Öl ist ein starkes Heilmittel gegen grippale Infekte und Bronchitis, da es auch über antivirale Wirkstoffe verfügt. Man verwendet es bei Entzündungen der Nasen-

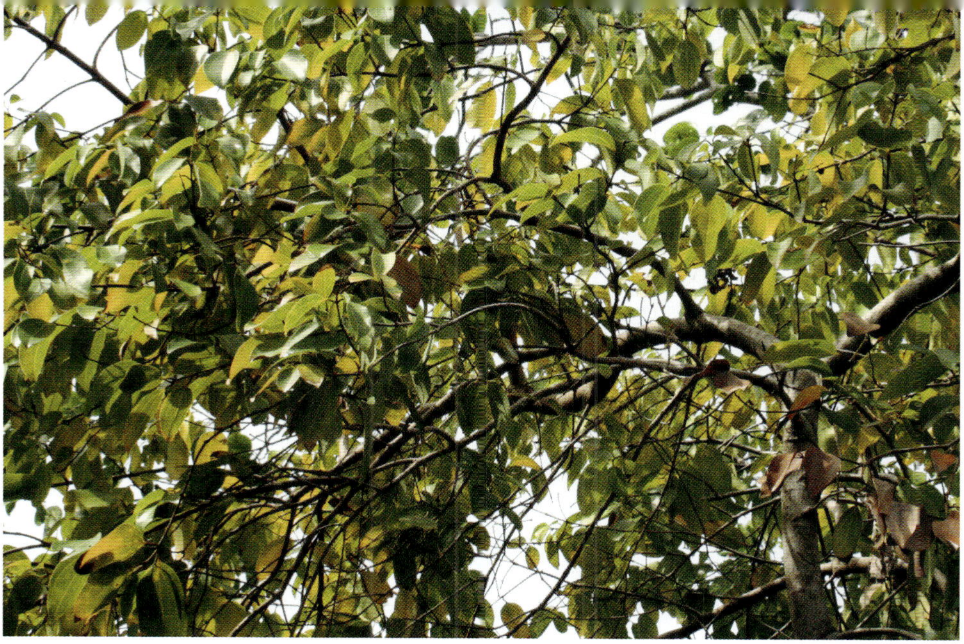

nebenhöhlen und der Nasenschleimhäute sowie bei abgestumpftem Geruchs- und Geschmackssinn. In diesen Fällen empfiehlt sich das Inhalieren des ätherischen Öls, aber auch Zimt-Teemischungen und mit Zimt gewürzte Speisen haben ihre Wirkung.

Zimt wird auch bei Magen-Darm-Beschwerden eingenommen. Gemäß einiger neueren Untersuchungen kann Zimt den Blutzucker und die Blutfettwerte senken.

Zimt sollte bei Magen- oder Darmgeschwüren und während der Schwangerschaft nicht eingenommen werden.

Besorgen Sie sich Ihre Zimt-Arznei aus der Apotheke, damit Sie sicher sein können, dass Sie den besten, den Echten Zimt und die richtige Dosierungsanleitung bekommen.

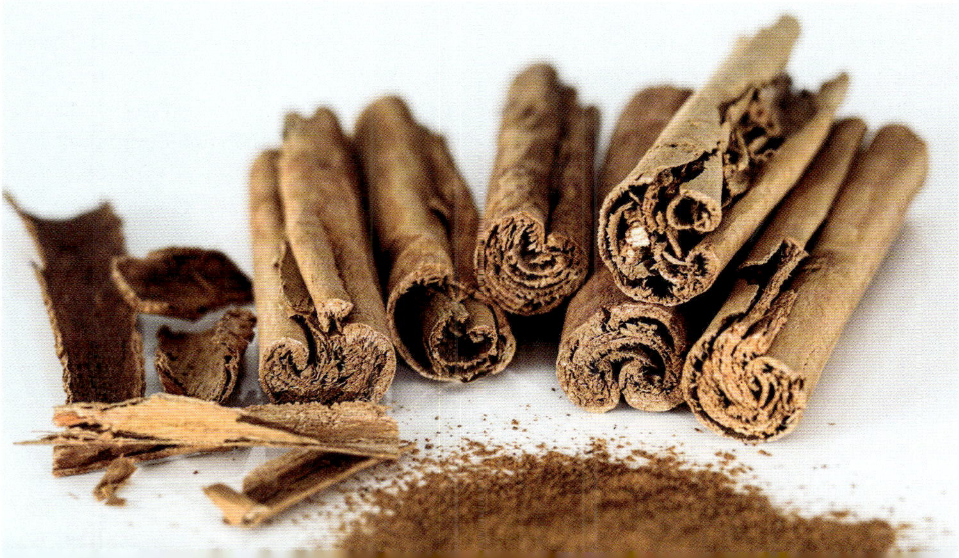

Zistrose

Cistus incanus oder Cistus monspeliensis

Die Zistrose ist eine Heilpflanze, die bereits im Altertum bekannt war. Es gibt historische Quellen, die auf die medizinische Verwendung der Zistrose schon im 4. Jahrhundert vor Christus hinweisen. Damals wurden besonders wirksame Heilpflanzen meist auch für religiöse Handlungen eingesetzt.

Die Zistrose stammt aus dem Mittelmeerraum. In heißen Sommern klappt sie einfach ihre Blätter ein und wartet auf den nächsten Regen. Zu den Rosengewächsen zählt die Zistrose aber nicht. Sie bildet eine eigene botanische Familie, nämlich die der Zistrosengewächse. Diese wiederum besteht aus etwa 20 Zistrosenarten.

INHALTSSTOFFE UND WIRKUNG

Der graubehaarten Zistrose, der Cistus incanus, werden besonders starke Heilkräfte zugeschrieben, denn sie soll mehr heilende und antioxidativ wirksame Substanzen beinhalten, als andere Zistrosenarten.

Die hauptsächlichen Wirkstoffe der Zistrose sind, neben Tanninen (Gerbstoffen) und ätherischen Ölen (Cineol, Limonen und Eugenol), die mehrfach genannten Polyphenole, darunter zwölf wichtige Flavonoide. Diese Kombination erklärt das breitgefächerte Spektrum der Heilwirkungen der Pflanze.

Die italienische Universität von Catania stellte bei medizinisch-pharmakologischen Studien schon im Jahr 2000 fest, dass die antioxidative Kraft, die auch freie Radikale vernichtet, bei der „Cistus monspeliensis“ stärker ausgeprägt ist, als bei der „Cistus incanus“. Doch der Extrakt der beiden Zistrosenarten konnte eindeutig die menschliche DNA (die Erbgutzellen) vor Beschädigung duch freie Radikale schützen. Dabei nahm die antioxidative Kraft mit der erhöhten Dosis eindeutig zu. Die antioxidative Kraft der Zistrose ist auf ihren sehr hohen Polyphenolgehalt zurückzuführen.

Traditionell wurde die stark entzündungshemmende und antioxidativ wirksame Zistrose schon lange in der Naturheilkunde bei Magenproblemen, Durchfall und als Heilmittel für die verschiedensten Hautkrankheiten innerlich und äußerlich eingesetzt.

Im Jahr 2009 wurden klinische Studien mit der Zistrose an der Charité in Berlin durchgeführt. An der Studie nahmen 160 Patienten mit Infektionen der oberen Atemwege teil. Sie bekamen einen Zistrosenextrakt mit einem hohen Anteil an Polyphenolen, der sich bereits als stark antiviraler Wirkstoff gegen Bronchitis und Grippe erwiesen hatte. Die Heilungsergebnisse waren insgesamt sehr überzeugend.

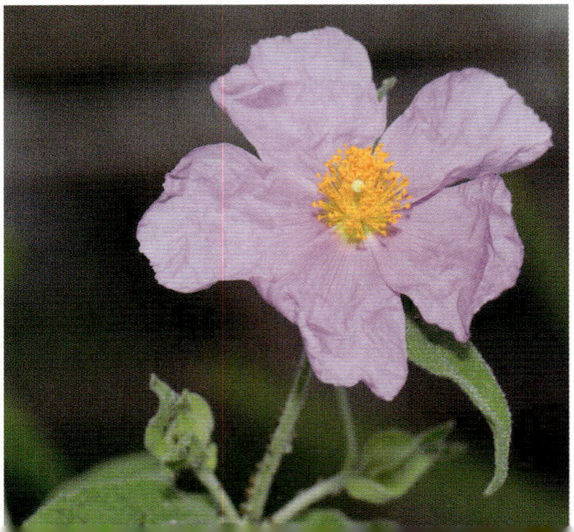

Im Fachmagazin „Thérapie" wurde bereits 1999 eine Studie der Universität von Marrakesh/Marokko veröffentlicht, die bewies wie stark antibakteriell und pilzfeindlich die Blattextrakte aus „Cistus incanus" und „Cistus monspeliensis" wirken. In der altgriechischen Volksmedizin vor über 2000 Jahren kannte man die antibakterielle Wirkung bereits, obwohl man noch nicht wusste was Bakterien sind. Damals wurde von Hebammen ein Sud der Zistrose zur Waschung von Frauen verwendet, die gerade ihre Kinder entbunden hatten, um so Infektionen und dem Kindbettfieber vorzubeugen.

ANWENDUNG UND DOSIERUNG

Aufgrund ihrer Inhaltsstoffe wirkt die Zistrose adstringierend, also das Gewebe zusammenziehend, was zur Folge hat, dass Durchfälle jeder Art gestoppt werden und Hautwunden schneller heilen. Dies macht die Zistrose auch zu einem wichtigen Bestandteil in der Therapie gegen Neurodermitis. Was äußerlich die Haut schützt, scheint auch innerlich für die Schleimhäute des Körpers hilfreich zu sein. In einer Studie der University of Catania aus dem Jahr 1995, stellte man fest, dass ein kurz aufgekochter wässriger Extrakt aus Cistus incanus, also ein leichter Zistrosenblätter-Tee, die Magenschleimhaut vor Schäden der unterschiedlichsten Art schützen kann. Je öfter die Probanden davon tranken, umso stärker war ihr Schutz.

Bei Darmpilzbefall (Candida albicans) trinkt man täglich zwei bis drei Tassen Zistrosentee. Auch bei Candida-Scheidenpilz verwendet man den Tee oder Sud für Sitzbäder oder Spülungen der Intimzone. Parallel zur äußeren Anwendung trinkt man den Tee.

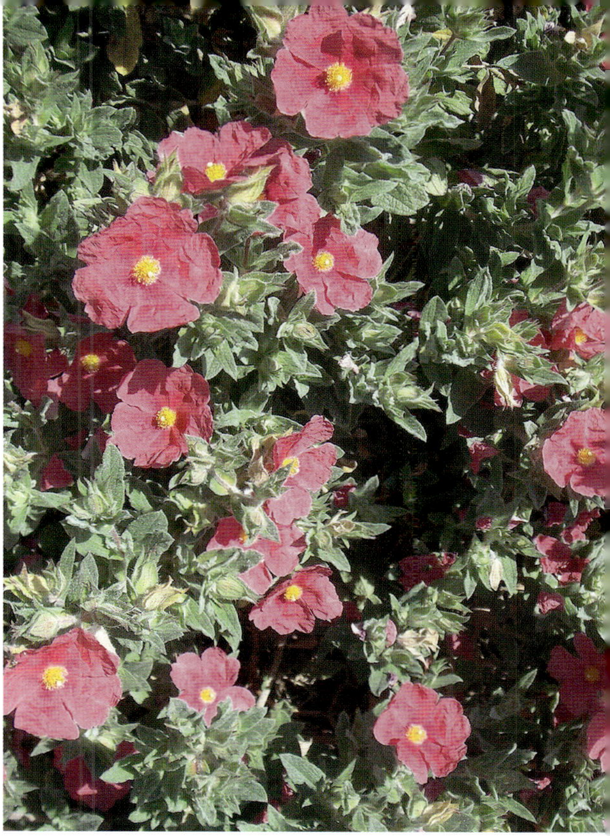

Es gibt viele Anwendungsmöglichkeiten für den Zistrosentee, Zistrosenöl oder Extrakte. Lassen Sie sich von Ihrem Arzt oder Apotheker beraten, was für Sie die beste Anwendung sein könnte.

ZISTROSEN-TEE

Mit einem Liter kochenden Wasser übergießt man zwei Esslöffel getrocknete Blätter vom Zistrosenkraut (nicht von der Blüte). Dann den Aufguss fünf bis zehn Minuten ziehen lassen, abseihen und lauwarm trinken. Für äußere Anwendungen wie Sitzbäder und Spülungen darf der Tee (Sud) auch etwas stärker sein.

Zwiebel
Allium cepa

Jeder kennt sie, nicht jeder mag sie, aber sie rührt uns zu Tränen. Was unsere Vorfahren schon vor vielen tausend Jahren wussten, wird heute auch von der modernen biochemischen Forschung bestätigt: Die Zwiebel besitzt hervorragende Heilwirkungen, sie ist ein natürliches Antibiotikum, ein Mittel gegen Verdauungsstörungen, Bronchitis, Diabetes und beugt sogar Darmkrebs vor.

INHALTSSTOFFE UND WIRKUNG

Die Zwiebel enthält ätherisches Öl, das reich an schwefelhaltigen Inhaltsstoffen ist, denen die Heilwirkungen zu verdanken sind. Die Zwiebel enthält außerdem zahlreiche Enzyme, die Verdauung und Stoffwechsel anregen. Weiter finden sich in ihr Mineralstoffe wie Schwefel, Eisen, Kalium, Magnesium, Fluor, Kalzium, Mangan und Phosphor und auch viele Vitamine (A, B-Komplex, C und E) sowie Flavonoide und das pflanzliche Glukokinin. Vor allem auf Leber, Galle und Bauchspeicheldrüse, hat die Zwiebel starke Wirkung. Der Wirkstoff Glukokinin wandelt genau wie das Insulin den Zuckergehalt des Blutes in Energie um. Das hilft besonders bei Diabetes und Übergewicht.

Der rohe Zwiebelsaft wirkt als natürliches Antibiotikum gegen verschiedene Bakterien die Entzündungen der Haut und des Bindegewebes verursachen, darunter auch die Staphylokokken.

Den rohen Zwiebelsaft nutzt man zur Heilung von Wunden und Furunkeln, Abszessen, Brandwunden und Akne. Zur äußerlichen Anwendung wird die Zwiebel zerdrückt als Umschlag aufgelegt oder der rohe Saft für Waschungen oder Kompressen verwendet.

Mit ihren schleimlösenden, antibiotischen, und entzündungshemmenden Eigenschaften ist die Zwiebel eine hervorragende Medizin bei Erkrankungen der Atemwege, wie Bronchitis, Husten, Nasennebenhöhlenentzündung, Halsentzündungen und anderen.

Auch bei Arthritis, Bluthochdruck, Gicht, Übergewicht, Rheuma und Nierenerkrankungen empfiehlt sich die Wirkung der Zwiebel. Sie hilft außerdem bei Gallensteinen, und Harngrieß, wirkt entschlackend und entwässernd, da sie den pH-Wert des Harns erhöht, sodass die Harnsäure und die giftigen Stoffwechselschlacken besser ausgeschieden werden.

Des Weiteren hilft die Zwiebel bei der Blutverdünnung und ist daher bei Arteriosklerose und Durchblutungsstörungen empfehlenswert.

Die Inhaltsstoffe der Zwiebel fördern die Verdauungssäfte in Magen, Darm und Bauchspeicheldrüse an, sodass der Verdauungsvorgang und die Aufnahme der Nährstoffe verbessert werden.

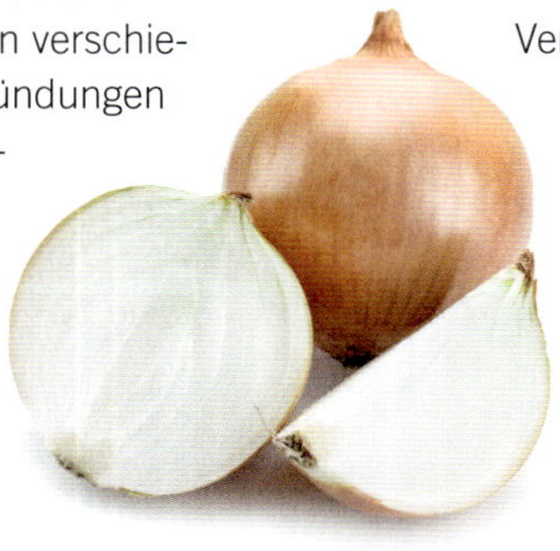

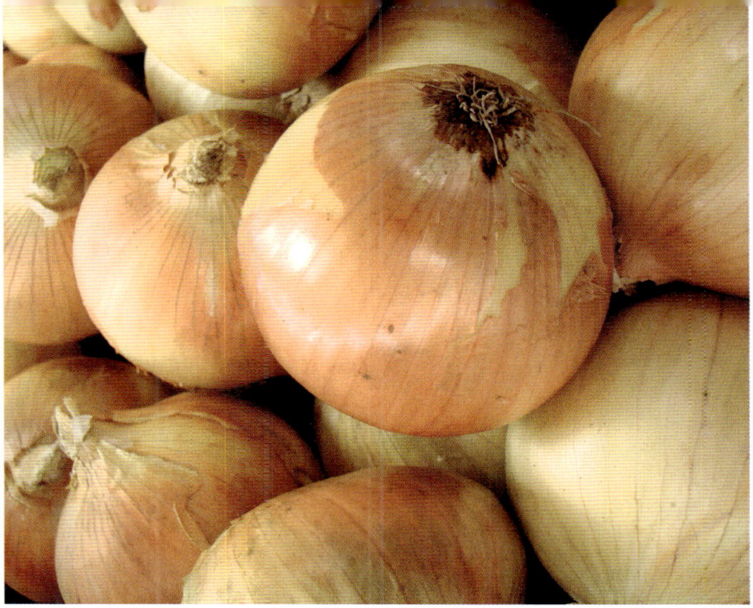

Auch zur Stoffwechselaktivierung und zur Entgiftung empfiehlt sich die regelmäßige Aufnahme der Zwiebel über die Ernährung. Sie hilft auch bei Darmträgheit und Verstopfung. Mit der Zwiebel reguliert und stabilisiert man dauerhaft die gesunde Darmflora. Die antibiotische und antiseptische Wirkung der Zwiebel beugt Fäulnisprozessen im Darm vor, bei denen Giftstoffe entstehen, die Darmkrebs begünstigen. Die Zwiebel kann als krebsvorbeugende Pflanze bezeichnet werden.

Die Stärkung des Immunsystems und die allgemeine Kräftigung von Patienten nach längerer Krankheit durch die Zwiebel, führt man auf die in ihr enthaltenen Enzyme zurück. Diese aktivieren den Stoffwechsel und fördern die Blutbildung, wodurch Eisen und andere Mineralstoffe zunehmen.

ANWENDUNG UND DOSIERUNG

Die Anwendungsgebiete sind im Vorangegangenen schon beschrieben und man kann mit der Anwendung der Zwiebel kaum etwas falsch machen. Eine Überdosierung ist nicht zu befürchten, doch es kann bei vermehrter Aufnahme von Zwiebeln über die Nahrung zu heftigen Blähungen kommen. Ein Kamillen-Fenchel-Tee neutralisiert und mildert die Blähungen.

Vorbeugend empfiehlt sich die mäßige aber regelmäßige Aufnahme der Zwiebel mit der täglichen Ernährung zur Stärkung des Immunsystems.

Äußerlich eingesetzt, wirkt der Zwiebelsaft hautreinigend und glättend; er bekämpft auch Pickel und Akne. Für eine intensive Wirkung empfiehlt sich die gleichzeitige innerliche und äußerliche Anwendung.

Bei Husten und Bronchitis ist ein mit Honig zubereiteter Sirup eine gute Darreichungsform. Das Gurgeln mit der Flüssigkeit von aufgekochten Zwiebeln ist bei Mandelentzündungen zu empfehlen.

Wer chronisch an Überschuss der Magensäure oder an Magen-Darm-Geschwüren leidet, sollte die Zwiebel besser meiden.

Register der Pflanzen und Inhaltsstoffe

Register der Krankheiten und Heilwirkungen

Literatur- und Quellennachweis

Praxis-Lehrbuch Heilpflanzenkunde, Ursel Bühring
Grundlagen, Anwendung, Therapie,
4. überarbeitete Auflage, Haug Verlag in der Thieme Verlagsgruppe Stuttgart.

Pflanzliche Antibiotika. Wirksame Alternativen bei Infektionen durch resistente Bakterien Krankenhauskeime und MRSA: Heilkräuter, die Leben retten ...
Stephen Harrod Buhner, 2. Auflage. 2018, Verlag Herba Press

Leitfaden Phytotherapie, H. Schilcher et al. (Hrsg.),
5. Auflage, Elsevier-Urban & Fischer, München

Die Heilkraft der Pflanzen: Heilpflanzen von Abuta und Acerola bis Yohimbe ...,
Anne Simons, MayaMedia Verlag, Coburg

www.pflanzenforschung.de, c/o Genius GmbH
Dr. Klaus Minol, Berlin

www.thieme-connect.de/products
Georg Thieme Verlag KG, Stuttgart

US National Library of Medicine National Institutes of Health
www.ncbi.nlm.nih.gov/pubmed/

Bildquellennachweis

Seite 5: Liesel Malm; Seite 6: Sebastian Duda, shutterstock; Seite 7: Public Domain; Seite 9: Frank Fischbach, shutterstock; Seite 10: Alfredte, creative commons license; Seite 12: AnRo0002, creative commons license; Seite 13: Gaby Kiesewetter; Seite 14: Public Domain; Seite 15: Willow, creative commons license; Seite 16/17: J. Jung; Seite 18: NikaM, Fotolia; Seite 19: Gaby Kiesewetter; Seite 20/21 mitte: Pau Pámies Grácia, creative commons license; Seite 21 oben: 279photo, Fotolia; Seite 23: Stefan Lefnaer, creative commons license; Seite 24: Dipali S., Fotolia; Seite 25: Dimitrij, Fotolia; Seite 27: Lubor Ferenc, creative commons license; Seite 29: Mason Brock, creative commons license; Seite 30: Tigerente, creative commons license; Seite 31: Eigeni Arbet, creative commons license; Seite 32: Public Domain; Seite 34: Public Domain; Seite 35: AnRo0002, creative commons license; Seite 36: Dinadesign, Fotolia; Seite 37: Wolfilser, Fotolia; Seite 38: Public Domain; Seite 41: pixelmixel, Fotolia; Seite 42: Public Domain; Seite 43: Baltazar, Fotolia; Seite 44: Krzysztof Slusarczyk, shutterstock; Seite 45: Matauw, shutterstock; Seite 46: Schuppich, Fotolia; Seite 49: Klaus Dieter Häring; Seite 50 und 51: Klaus Dieter Häring; Seite 52: katinkah, Fotolia; Seite 53: Public Domain; Seite 54: pilipphoto, Fotolia, Seite 56: Monika Wisniewska, Fotolia; Seite 57: panjavison, creative commons license; Seite 58: Michael Meijer, Fotolia; Seite 59: irin-k, shutterstock; Seite 61: Waugsberg, creative commons license; Seite 63: aboikis, Fotolia; Seite 64–66: J. Jung; Seite 67: Public Domain; Seite 69: Karelj, creative commons license; Seite 71: Schlierner, Fotolia; Seite 72: Pict, Fotolia; Seite 73: Public Domain; Seite 74: Forest and Kim Starr, creative commons license; Seite 75: Simon A. Eugster, creative commons license; Seite 76: Nadtochiy, Fotolia; Seite 77: KENPEI, creative commons license; Seite 78: Maja Dumat, creative commons license; Seite 79: Public Domain; Seite 81: Gaby Kiesewetter; Seite 82: alexmak, Fotolia; Seite 83: Forest and Kim Starr, creative commons license; Seite 84: pastilletes-Joan Simon, creative commons license; Seite 85: Public Domain; Seite 87: Public Domain; Seite 89: Public Domain; Seite 90-91: Lazaregagnidze, creative commons license; Seite 92: Goldmull, creative commons license; Seite 94: KENPEI, creative commons license; Seite 95: alessandrozocreative commons license, Fotolia; Seite 96: Public Domain; Seite 97: goldbany, Fotolia; Seite 98: Tatiana Volgutova, shutterstock; Seite 99: Ariel Palmon, creative commons license; Seite 101: Public Domain; Seite 102: Yuriy75, creative commons license; Seite 103: Luis Echeverri Urrea, Fotolia; Seite 105: Public Domain; Seite 107: Rosser1954, creative commons license; Seite 109 o.l.: Public Domain; Seite 109 o.r.: David J. Stang, creative commons license; Seite 111 u.l.: Peter Forster, creative commons license; Seite 111 u.r.: Nikanos, creative commons license; Seite 113: Gaby Kiesewetter; Seite 115: Kimree, Fotolia; Seite 117 oben: Public Domain; Seite 117 unten: Public Domain; Seite 118: André Karwath, creative commons license; Seite 119: Leonora Enking, creative commons license; Seite 120: volff Fotolia; Seite 121; Forest & Kim Starr, creative commons license.

Weitere Bücher von Liesel Malm

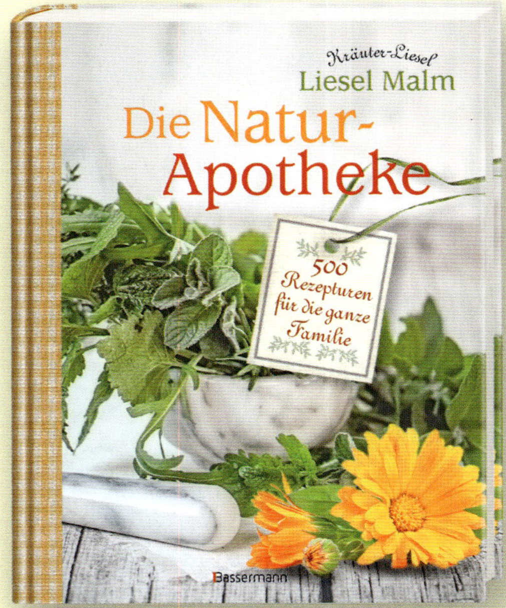

304 Seiten
durchgehend farbig bebildert
ISBN 978-3-8094-3649-2

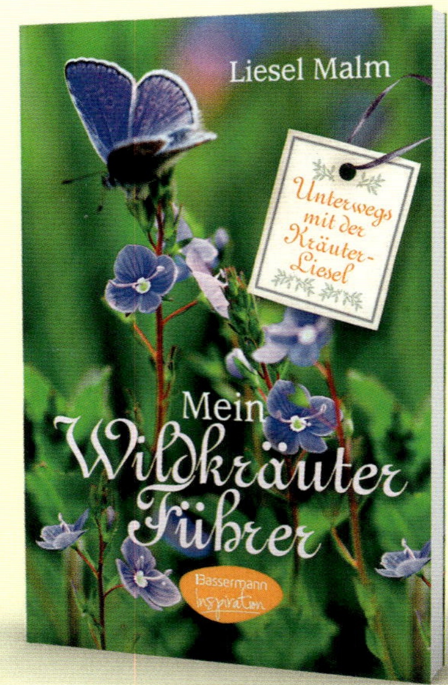

320 Seiten
durchgehend farbig bebildert
ISBN 978-3-572-08167-7

Wer wissen möchte, welches Kraut gegen welche Krankheit gewachsen und in welcher Form es anzuwenden ist, wird hier fündig. Dieses Buch hilft, wieder gesund zu werden und sich wohlzufühlen.

Unterwegs auf Wildkräutersuche mit diesem kleinen, praktischen Ratgeber. Kurz und knapp erklärt die Kräuter-Liesel anhand von Text und Bildern, um welches nützliche Kraut es sich handelt.

Besuchen Sie uns auch auf

Bassermann
www.bassermann-verlag.de